Gebruiks***wijzer***

Hoe kun je dit werkcahier en de bijbehorende cd-rom gebruiken?
In *Vaardig competent worden; studietips en toelichting* komen de belangrijkste aspecten van het vaardigheidsleren aan de orde. Op de website www.tpvo.nl kun je deze notitie vinden. Hieronder lichten we een paar punten toe, gericht op het leren van de vaardigheden binnen het thema *Zorg voor de chirurgische zorgvrager*.

De werkcahiers zijn zo opgezet dat je zo zelfstandig mogelijk, dat wil zeggen met ze min mogelijk begeleiding van een docent, je de nieuwe vaardigheden eigen maakt.
Via de *studieopdrachten* verdiep je je, samen met medestudenten, in de *achtergrondinformatie* over het verplegen van een chirurgische zorgvrager, zodat je de nieuw te leren vaardigheden verantwoord leert uitvoeren. Bijvoorbeeld het voorbereiden van een bepaalde zorgvrager op een specifieke operatie en het geven van postoperatieve zorg.

De *begeleiding van de vaardigheidsdocent* is bedoeld om je te helpen met het maken van de stap van het kennen van de handeling naar het *kunnen uitvoeren* van de handeling.
In het *practicum*, na de trainingsbijeenkomst, ga je (verder) oefenen. Belangrijk in deze fase van het in de vingers krijgen van de vaardigheden is dat je (eerst op geleide van de verbalisatieschema's) steeds beter in staat bent je eigen handelen aan te sturen en te corrigeren. Het oefenen met de vaardigheden zul je in het begin vooral gericht op de techniek van de werkwijze kunnen doen. Door met elkaar te oefenen, kun je de begeleidende aspecten enigszins aan bod laten komen. De *observatie- en oefenlijsten* moet je telkens even beperken tot die aspecten die je kunt gaan oefenen.

Om het vergeten van nieuw geleerde vaardigheden te voorkomen, is het handig als je zo nu en dan terughaalt wat je nog over een vaardigheid weet. Verbalisatieschema's zijn niet alleen bedoeld om te helpen in het begin van het leerproces, maar ook voor het zo nu en dan terughalen van het geleerde.

Om je een beeld te vormen van *praktijksituaties in de verpleging* waarin je de geleerde vaardigheden gaat toepassen en moet verantwoorden, gebruik je de SkillsProfcd-rom *Verpleegkundig handelen bij zorgvragers met pijn*. In een aantal opdrachten in dit cahier komt ook op deze wijze de praktijk aan de orde. Zo kun je je vast voorbereiden op het steeds beter kunnen motiveren van je keuze om een bepaalde vaardigheid op een bepaalde wijze in een gegeven verpleegsituatie uit te voeren.

Tot slot

Wanneer je de vaardigheden in het cahier *Zorg voor de chirugische zorgvrager* goed hebt afgerond, heb je een goede basis voor het oefenen in de praktijk. Het is zinvol het oefenen tijdens de stage in het verlengde te plaatsen van het geleerde op school. Dit doe je door bijvoorbeeld terug te halen wat je op school geleerd hebt en dit te vergelijken met de werkwijze in de praktijk. Vooral het bespreken van verschillen is zinvol voor het goed kunnen beredeneren van je handelen. Vaardigheden rondom de zorg voor de chirugische zorgvrager hangen nauw samen met de setting en de situatie. Daarom is het goed bewust te oefenen met het toepassen van het geleerde in concrete situaties. Als je dit regelmatig doet krijg je een steeds vollediger beeld van het verantwoord handelen bij chirurgische zorgvragers.
De *verkorte observatielijsten* in dit cahier zijn bedoeld als hulpmiddel bij het voorbereiden, uitvoeren en evalueren van de handeling in de praktijk.

Vaardigheden in studieopdrachten

- Het verzorgen van een tracheacanule*
- Het intratracheaal uitzuigen*
- Verzorging van rode wond – met drain*
- Verzorging van de gehechte wond*
- Pijnassessment bij een zorgvrager met acute pijn – postoperatief*
- Ontspanningstechnieken voor pijnbestrijding:*
- – ademhalingstechnieken
- – progressieve ontspanning
- Pijnbestrijding door massage*

- Het preoperatief verzamelen van gegevens bij de zorgvrager
- Het preoperatief voorlichten van de zorgvrager
- Het op lichamelijk en psychosociaal gebied voorbereiden van de zorgvrager op de chirurgische behandeling
- Het voorbereiden van de zorgvrager op algehele narcose
- Het informeren van een zorgvrager over het postoperatieve verloop
- Het plannen en uitvoeren van verpleegkundige zorg – postoperatief
- Het postoperatief geven van hoestinstructies aan een zorgvrager
- Het verzorgen van een zorgvrager in tractie
- Het verplaatsen van een zorgvrager met pijn
- Het omgaan met reacties van naasten in relatie tot het beoordelen van pijn van de zorgvrager
- Het hanteren en bespreken van pijnscores bij een zorgvrager met pijn
- Het hanteren van eigen onmachtsgevoelens bij de zorg voor een zorgvrager met pijn

Voor de met een sterretje (*) aangeduide vaardigheden zijn inhoudelijke analyses opgenomen.

Werkcahier Kwalificatieniveau **4**

Zorg voor de chirurgische zorgvrager

TransferPunt VaardigheidsOnderwijs
www.tpvo.nl
Skillslab-serie voor verpleegkundige beroepsvaardigheden

Bohn Stafleu van Loghum
Houten 2006

Colofon

ISBN 90 313 4460 5
NUR 897

Vormgeving Grafisch Ontwerp Bureau Hetty Creemers, Maastricht

Druk Eerste druk 1996
Tweede, herziene druk 1998
Derde, herziene druk 2002
Vierde, herziene druk 2006

SkillsProf cd-rom Verpleegkundig handelen bij zorgvragers met pijn
Productie: TransferPunt VaardigheidsOnderwijs
Programmering: BOO-Multimedia
Videorealisatie: Primavideo
Ontwerp: Seña ontwerpers

Bohn Stafleu van Loghum
Het Spoor 2
Postbus 246
3990 GA Houten
www.bsl.nl

Distributeur in België
Standaard Uitgeverij
Mechelsesteenweg 203
2018 Antwerpen
SUI@standaarduitgeverij.be

Voorwoord

Dit werkcahier maakt deel uit van een serie werkcahiers die gebruikt worden bij het vaardigheidsonderwijs voor opleidingen verpleegkunde kwalificatieniveau 4. Deze cahiers zijn ontwikkeld onder verantwoordelijkheid van het TransferPunt VaardigheidsOnderwijs.

Het TransferPunt VaardigheidsOnderwijs is een samenwerkingsverband tussen de Hogeschool van Arnhem en Nijmegen en de Universiteit Maastricht. In het kader van deze samenwerking worden leermaterialen ontwikkeld die gebaseerd zijn op de Skillslab-methode. Deze methode wordt inmiddels veel gebruikt voor het vaardigheidsonderwijs binnen verpleegkundige, para- en perimedische opleidingen.
De Skillslab-methode is ontwikkeld om binnenschools al te komen tot een zodanige beheersing van de beroepsvaardigheden, dat zorgvragers zo min mogelijk te maken krijgen met ongeoefende studenten.
De leermaterialen (o.a. boekjes, cahiers, videoproducties, thematische en interactieve cd-roms) worden ontwikkeld voor zowel het onderwijs in de sociale vaardigheden als voor de verpleegkundige vaardigheden.
Naast het ontwikkelen van leermaterialen biedt het TransferPunt Vaardigheids-Onderwijs ondersteuning bij de implementatie van de Skillslab-methode, worden docententrainingen verzorgd en wordt onderzoek gedaan naar de meest effectieve vormen van vaardigheidsonderwijs.

Bij de opzet van deze werkcahiers is rekening gehouden met de vereisten voor het verplegen op kwalificatieniveau 4. Van verpleegkundigen op dit niveau wordt onder andere verwacht dat zij in staat zijn zelfstandig zorg te verlenen en interventies toe te passen.
In de verschillende soorten opdrachten in de cahiers wordt aandacht besteed aan het ontwikkelen van de kennis, inzichten en vaardigheden die nodig zijn om aan deze vereisten te kunnen voldoen. Verscheidene zorgsituaties en zorgvragen in verschillende zorgsettings komen in dit cahier aan de orde om het geleerde toe te passen. Aan het praktisch bezig zijn wordt veel aandacht besteed, teneinde recht te doen aan een van de centrale uitgangspunten van de Skillslab-methode dat zorgvragers niet onnodig fungeren als leerobject. Pas na veel en gevarieerd oefenen is het verantwoord om de vaardigheid, eerst onder begeleiding, toe te passen op 'echte' zorgvragers.

De *eerste druk* is een bewerking van het hbo-cahier *Zorg voor de chirurgische zorgvrager.* De bewerking is uitgevoerd door medewerkers van het Friesland College in Leeuwarden in samenwerking met medewerkers van het TransferPunt VaardigheidsOnderwijs. Zij hebben ook de bewerking uitgevoerd voor de tweede druk.

De bewerking van de *derde druk* voor het mbo is uitgevoerd door:
- Annita Strijbos, TransferPunt VaardigheidsOnderwijs
- Renelle Koppers, TransferPunt VaardigheidsOnderwijs
m.m.v.
- Izaak van Apeldoorn, Menso Alting College
- Marie-Louise Nijman, Neder-Veluwe College.

Voor deze vierde druk is m.b.t. de tracheacanule gebruik gemaakt van waardevolle suggesties van Anne-Marie Ruesink, IC-verpleegkundige Rijnstate. Met betrekking tot het onderwerp pijn is gebruik gemaakt van de kritische kijk van Marianne Kamphuis, docent verpleegkunde Hogeschool van Arnhem en Nijmegen en lid van het Landelijk Verpleegkundig Pijnnetwerk.
Elise Schelfhout, docent ROC Eindhoven, heeft commentaar gegeven op het gehele cahier.

De bewerking van de *vierde druk* voor het mbo is uitgevoerd door:
Annita Strijbos, TransferPunt VaardigheidsOnderwijs
Harold Nas, TransferPunt VaardigheidsOnderwijs, docent verpleegkunde Hogschool van Arnhem en Nijmegen

Uiteraard blijven de medewerkers van het TransferPunt VaardigheidsOnderwijs verantwoordelijk voor inhoud en vormgeving. Wij houden ons aanbevolen voor commentaar en suggesties.

Inhoud

1 Informatie over het werkcahier

1.1 Algemene informatie

Verpleegkundige vaardigheden

Het verzorgen van een tracheacanule*
Het intratracheaal uitzuigen*
Verzorging van de rode wond – met drain*
Verzorging van de gehechte wond*
Pijnassessment bij een zorgvrager met acute pijn – postoperatief
Ontspanningstechnieken voor pijnbestrijding*
– ademhalingstechnieken
– progressieve ontspanning
Pijnbestrijding door massage*

Het preoperatief verzamelen van gegevens bij de zorgvrager
Het preoperatief voorlichten van de zorgvrager
Het op lichamelijk en psychosociaal gebied voorbereiden van de zorgvrager op de chirurgische behandeling
Het voorbereiden van de zorgvrager op algehele narcose
Het informeren van een zorgvrager over het postoperatieve verloop
Het plannen en uitvoeren van verpleegkundige zorg – postoperatief
Het postoperatief geven van hoestinstructies aan een zorgvrager
Het verzorgen van een zorgvrager in tractie
Het verplaatsen van een zorgvrager met pijn
Het omgaan met reacties van naasten in relatie tot het beoordelen van pijn van de zorgvrager
Het hanteren en bespreken van pijnscores bij een zorgvrager met pijn
Het hanteren van eigen onmachtsgevoelens bij de zorg voor een zorgvrager met pijn

Studiebelasting

± 50 SBU, afhankelijk van het beginniveau

Verplichte literatuur

Werkcahier *Zorg voor de chirurgische zorgvrager*
SkillsProf cd-rom *Verpleegkundig handelen bij zorgvragers met pijn*
Thematische cd-rom *Wondverzorging* (zie cahier *Wondverzorging*)

1.2 Overzicht studieplan

Vul het studieplan op de volgende pagina's in door de data in te vullen van je planning. Dit kun je het beste doen nadat je je op de inhouden van het cahier hebt georienteerd. In de kolom 'oefenopdrachten' zijn de nummers van de uitvoeringsopdrachten opgenomen, zodat je de samenhang ziet met de studieopdrachten.

Opdrachten	Individueel	Taakgroepje	Trainingsbijeenkomst	Oefenopdrachten	Zelfstandig oefenen	Toets	Bijzonderheden
1, 2, 3 Oriëntatie op cahierinhouden, inleiding, voorkennistoets; plannen studieopdrachten							
4.2.1 Kunnen we al beginnen? [ORIËNTATIETAAK] *preoperatieve voorbereiding op de OK*				8.2.2			
4.2.2 Allergisch? [STUDIETAAK] *inschatten risicofactoren*				8.2.2			
4.2.3 Moet dat nu? [TOEPASSINGSTAAK] *preoperatief laxeren*				8.2.2			
4.2.4 Scheren, ouderwets? [STRATEGIETAAK] *maatregelen ter voorkoming van wondinfecties*				8.2.2			
4.2.5 En wat als ze straks weer wakker is? [TOEPASSINGSTAAK] *preventiemaatregelen*				8.2.2			
4.2.6 Zien huilen doet huilen [DISCUSSIETAAK] *hanteren van emoties*							
4.2.7 Blijf zitten en verroer je niet [TOEPASSINGSTAAK] *verpleegkundige interventies bij een zorgvrager in tractie*							
4.2.8 Koud en dorstig [STRATEGIETAAK] *verpleegkundige zorg postoperatief*							
4.2.9 Niet helemaal lekker [TOEPASSINGSTAAK] *interventies bij postoperatieve complicaties*							
4.2.10 Een hele zorg [TOEPASSINGSTAAK] *inhoudelijke analyse verzorgen tracheacanule*				8.2.1			
4.2.11 Bang en benauwd [STRATEGIETAAK] *instructie effectief ophoesten bij zorgvrager met tracheacanule*				8.2.1			
4.2.12 Te moe [TOEPASSINGSTAAK] *inhoudelijke analyse intratracheaal uitzuigen*							
5.2.1 De juiste volgorde [TOEPASSINGSTAAK] *aseptisch werken bij wondverzorging*				8.2.3			

Opdrachten

Opdrachten	Individueel	Taakgroepje	Trainingsbijeenkomst	Oefenopdrachten	Zelfstandig oefenen	Toets	Bijzonderheden
5.2.2 Kruisinfecties voorkomen [TOEPASSINGSTAAK] *aseptisch werken bij wondverzorging*				8.2.3			
5.2.3 Afvoer van secreten [TOEPASSINGSTAAK] *toepassingsmogelijkheden drain en werkwijze*				8.2.3			
5.2.4 Preventie van irritaties van de drain [TOEPASSINGSTAAK] *voorkomen van complicaties*				8.2.3			
5.2.5 Passief versus actief [STUDIETAAK] *doelen en werkwijze actieve en passieve drainage*							
5.2.6 Pijn bij de wonddrain [TOEPASSINGSTAAK] *oorzaken en interventies bij pijn bij wonddrainage*							
5.2.7 Onderscheid in hechtingen [STUDIETAAK] *hechttechnieken: wanneer verwijderen?*				8.2.4			
5.2.8 Hechtingen verwijderen ja of nee [TOEPASSINGSTAAK] *werkwijze hechtingen verwijderen, voorlichten aan zorgvrager*				8.2.4			
6.2.1 Ongehoorzaamheid wordt gestraft [TOEPASSINGS-/STUDIETAAK] *theorieën over pijn*							
6.2.2 Sla mij maar over [DISCUSSIETAAK] *opvattingen over pijn*				8.3.2			
6.2.3 Pijn en ontspannen? [TOEPASSINGSTAAK] *instructie progressief ontspannen*				8.3.2			
6.2.4 Onder ons gezegd en gezwegen? [STRATEGIETAAK] *pijn en autonomie*				8.3.1			
6.2.5 De ene pijn is de andere niet [STRATEGIE-/TOEPASSINGSTAAK] *hanteren pijnscores*							
6.2.6 Wat is waar? [TOEPASSINGS-/DISCUSSIETAAK] *hanteren definitie van pijn*				8.3.1			

Opdrachten	Individueel	Taakgroepje	Trainingsbijeenkomst	Oefenopdrachten	Zelfstandig oefenen	Toets	Bijzonderheden
6.2.7 Een prettig alternatief? [TOEPASSINGSTAAK] *aanpassen inhoudelijke analyse pijnbestrijding door massage*				8.3.1			
6.2.8 Pijn in iets hebben dat er niet is [INLEVINGSTAAK] *hanteren onmachtgevoelens bij pijn*				8.3.1			
6.2.9 Alles gaat goed, jullie zijn goed voor me! A: Het meten van de pijn [DISCUSSIETAAK] *beoordelen meetmethoden*				8.3.1			
B: Pijnanamnese [TOEPASSINGSTAAK] *inhoudelijke analyse Assessment – algemeen*				8.3.3			
C: Preoperatieve zorg in cultureel perspectief [TOEPASSINGSTAAK] *procedure preoperatieve zorg*							
7.1 Zelfevaluatietoets							

2 Inleiding

In dit cahier ga je je verdiepen in de zorg voor zorgvragers die worden opgenomen voor een operatieve ingreep: zorg die je voorafgaand aan de operatie of ingreep verleent, de preoperatieve zorg, en zorg die je aansluitend aan de operatie of ingreep verleent, de postoperatieve zorg.
Het is belangrijk je te realiseren dat iedere zorgvrager die een operatie ondergaat dit op zijn eigen wijze beleeft. Sommigen zijn bang voor wat er gaat gebeuren, of het wel goed zal gaan, of ze wel wakker worden na de operatie en hoe erg de pijn zal zijn. Anderen maken zich zorgen of het nu en straks thuis wel goed zal gaan of over mogelijke bijkomende kosten in verband met de opname. Weer anderen zijn misschien blij dat er nu eindelijk wat aan de kwaal gebeurt. Elke zorgvrager gaat hier op zijn eigen manier mee om. De één zal je de oren van het hoofd vragen, terwijl de ander zich overal voor lijkt af te sluiten en liever niets wil weten.
Opvattingen die zorgvragers hebben over hoe ze zich behoren te gedragen als zorgvrager spelen daarbij een rol. Zo zul je zorgvragers ontmoeten die bijvoorbeeld niet zullen aangeven dat ze pijn hebben, omdat ze denken dat het erbij hoort of omdat ze niet lastig willen zijn. Anderen zullen weer elke onplezierige gewaarwording melden omdat ze bang zijn. Eveneens belangrijk om je te realiseren is dat het gedrag van de zorgvrager ook sterk beïnvloed wordt door het gedrag dat de verpleegkundige laat zien!

Als verpleegkundige heb je een belangrijke taak bij het goed kunnen inschatten van de zorgvraag van de chirurgische zorgvrager op psychosociaal en lichamelijk gebied. Er wordt van je verwacht dat je uiteindelijk veelvoorkomende verpleegkundige diagnosen bij zorgvragers met chirurgische ingrepen kunt herkennen en vaststellen (angst, acute pijn, infectierisico, dreigende obstipatie, ineffectief ademhalingspatroon, dreigend voedingstekort, dreigende therapieontrouw (NANDA, 2003) en daarbij de juiste verpleegkundige interventies kunt plannen en kunt (laten) uitvoeren.

Veel van de vaardigheden die je nodig hebt bij de zorg voor de chirurgische zorgvrager heb je al eerder geleerd. Vaardigheden met betrekking tot het observeren van en gegevens verzamelen met betrekking tot lichamelijke functies (bloeddruk, ademhaling, temperatuur, zorg voor ADL enz.) en vaardigheden met betrekking tot het bevorderen van bijvoorbeeld het comfort, gemak, van de zorgvrager, zoals zorg voor een goede houding, of het begeleiden van de zorgvrager bij het in en uit bed gaan en ook vaardigheden met betrekking tot de medicatieverstrekking.

De eerder geleerde vaardigheden leer je voor de zorg voor chirurgische zorgvragers plannen en uitvoeren gekoppeld aan specifieke zorgvragersituaties tijdens de pre- en postoperatieve fase (hoofdstuk 4).

In hoofdstuk 4 komen ook een aantal nieuwe vaardigheden naar voren. Aan de orde komen verpleegkundige handelingen die je uitvoert als je een zorgvrager verzorgt nadat er een tracheacanule aangelegd is, namelijk het verzorgen van een tracheacanule en het intratracheaal uitzuigen.
In hoofdstuk 5 komen de verzorging van de rode wond en de verzorging van de gehechte wond aan bod. In hoofdstuk 6 komen interventies aan bod die je als verpleegkundige kunt toepassen bij zorgvragers met acute pijn (niet-invasieve pijnbestrijdingstechnieken).

Bij het maken van de opdrachten in dit cahier is het zinvol gebruik te maken van verschillende bronnen (zie hoofdstuk 11). In dit cahier zijn opdrachten opgenomen die gekoppeld zijn aan de SkillsProf cd-rom *Verpleegkundig handelen bij zorgvragers met pijn.* Deze cd-rom laat verschillende zorgsituaties zien waarin het fenomeen pijn naar voren komt, zowel acute als chronische pijn. Het cd-romprogramma stimuleert het verantwoorden van keuzen die je maakt in de zorg voor de zorgvrager met pijn. Het is zinvol om de zorgsituaties te bekijken en bij jezelf na te gaan welke leervragen deze praktijksituaties bij je oproepen. Hierdoor krijg je ook meer zicht op eigen voorkennis en leervragen rondom de zorg voor zorgvragers met pijn.

3 Beginvereisten

3.1 Inleiding

Voor het goed kunnen begrijpen en het correct kunnen uitvoeren van de vaardigheden die in dit cahier centraal staan, is het van belang dat je enig inzicht hebt in:

- de anatomie en fysiologie van de luchtwegen
- de anatomie en fysiologie van de circulatie, in het bijzonder de relatie temperatuurregulatie en de pathologie van embolie en trombose
- kennis en inzicht in de verpleegkundige diagnose *Acute pijn* en *Chronische pijn*.

Verder gaan we ervan uit dat je de vaardigheden beheerst uit de werkcahiers *Observatietechnieken en Kruisinfecties.*

Ga bij jezelf na of je voldoende van de bovenstaande gevraagde kennis en vaardigheden bezit.
Maak de voorkennistoets uit paragraaf 3.2 om te controleren of je over de vereiste kennis beschikt.

3.2 Voorkennistoets

Deze toets bevat 15 waar/niet waar-vragen. Kruis aan of de uitspraak waar of niet waar is.

	BEWERING	WAAR	NIET WAAR
1	Je moet bij meneer De Vries zijn tracheacanule aseptisch uitzuigen. Dit betekent dat je steriel moet werken.		
2	Voordat je steriele handschoenen aantrekt hoef je je handen niet te wassen en/of te desinfecteren, omdat de handschoenen goed afsluiten.		
3	Voordat je een tracheacanule gaat verzorgen, was je je handen gedurende minimaal 10 seconden.		
4	Een tracheacanule is niet tijdelijk.		
5	Het verzorgen van een tracheotomie is volgens de Wet BIG een voorbehouden handeling.		

BEWERING		WAAR	NIET WAAR
6	Het is belangrijk dat er bij een zorgvrager met een recent aangebrachte tracheotomie een luchtbevochtiger naast het bed staat.		
7	Na een maagoperatie doet hoesten minder pijn als de wond wordt ondersteund.		
8	Volgens de arts op jouw afdeling heeft mevrouw Zamboli een bradypnoe. Dit betekent dat haar ademhaling versneld is.		
9	Meneer Klaassen heeft net een operatie achter de rug en je gaat bij hem de ademhalingsfrequentie meten. Je telt dan het aantal inademingen per minuut.		
10	Meneer Banjol heeft een verhoogde temperatuur als gevolg van een geïnfecteerde operatiewond. Zijn pols zal naar alle waarschijnlijkheid verhoogd zijn.		
11	Je gaat bij Vincent Zaat de bloeddruk meten, nadat hij veel bloed heeft verloren tijdens een operatie. Zijn bloeddruk zal waarschijnlijk lager zijn dan normaal.		
12	De vraag 'heeft u pijn', is een voorbeeld van een open vraag.		
13	De vraag 'hoe voelt u zich vandaag', is een voorbeeld van een gesloten vraag.		
14	Meneer Van Galen heeft een geïnfecteerde operatiewond. Deze wond maak je schoon van binnen naar buiten.		
15	Je gaat bij Björn Petersen individueel geknoopte hechtingen verwijderen. Je verwijdert de eerste en laatste hechting het laatst, om inscheuring van de huid te voorkomen.		

Vergelijk jouw antwoorden met de antwoorden uit hoofdstuk 10. Bepaal welke vragen je correct hebt ingevuld en welke niet en welke redenering je had bij het invullen van het antwoord.
Lees van de foutieve antwoorden de betreffende leerstof nog eens door en/of bespreek je antwoorden met medestudenten.

4 Pre- en postoperatieve zorg voor de chirurgische zorgvrager

4.1 Inleiding

In dit hoofdstuk wordt een aantal verpleegkundige vaardigheden behandeld die van belang zijn in de zorg voor een zorgvrager die een operatieve ingreep of een onderzoek moet ondergaan. De zorgvrager wordt voor deze ingreep of dit onderzoek onder narcose gebracht of krijgt epiduraal anesthesie toegediend, waarbij de vitale functies beïnvloed kunnen worden.
Het ondergaan van een operatieve ingreep is voor de meeste mensen een ingrijpende gebeurtenis die in meer of mindere mate spanning met zich meebrengt. Onzekerheid, angst voor het onbekende of ook angst om te sterven, pijn, afhankelijk zijn, verandering van lichaamsbeeld kunnen een rol spelen. Voor een adequate verpleging van de zorgvrager is het van groot belang om verpleegproblemen tijdig te signaleren en daar actie op te ondernemen, zodat de zorgvrager spanningen en dergelijke op een voor hem acceptabel niveau kan hanteren.
Op fysiologisch gebied heeft iedere chirurgische ingreep gevolgen. Alle vitale orgaansystemen worden bijna zonder uitzondering beïnvloed. Het bewustzijn in het bijzonder, immers wanneer de zorgvrager onder algehele narcose is, is dit zelfs tijdelijk helemaal weg.
Hoe een zorgvrager een chirurgische ingreep ervaart en in welke mate hij daarvan problemen ondervindt hangt ook af van de soort en grootte van de operatie.

De verpleegkundige zorg voor de chirurgische zorgvrager kan grofweg verdeeld worden in *preoperatieve* en *postoperatieve* zorg. Het doel van de preoperatieve zorg is de zorgvrager zo goed mogelijk voor te bereiden op de ingreep op zowel psychosociaal als op lichamelijk gebied.
Voorbereiding op *psychosociaal gebied* houdt in dat ook de verpleegkundige de zorgvrager bijvoorbeeld informatie geeft over wat hij na de ingreep kan verwachten, bijvoorbeeld hoe hij zich kan voelen, of hij pijn heeft en wat daaraan gedaan kan worden, of hij een infuus heeft en dergelijke. Dat de wijze waarop de zorgvrager voorbereid is op de ingreep sterk van invloed is op het herstelproces na de ingreep, wordt steeds meer ondersteund door onderzoek.
Het voorbereiden op *lichamelijk gebied* is gericht op het voorkomen van complicaties tijdens en na de operatie. Deze voorbereiding is afhankelijk van de aard en de grootte van de operatie en de vorm van de narcose. Zo heeft bijvoorbeeld de voorbereiding van de maag tot doel dat braken en daardoor aspiratie van braaksel in de luchtwegen tijdens en na de operatie voorkomen wordt. Ter voorbereiding op de operatie moet de zorgvrager 'nuchter' zijn en wordt in sommige gevallen in opdracht van de arts een maagkatheter ingebracht.

Behalve de specifieke voorbereiding op lichamelijk en psychosociaal gebied verzamelt de verpleegkundige gegevens met betrekking tot functionele gezondheidspatronen – indien relevant – om actuele of mogelijke problemen in kaart te brengen. Dit is ook van belang in verband met een tweede doel waarop de preoperatieve zorg gericht is: het anticiperen op de postoperatieve fase. Bij een zorgvrager van wie bekend is dat hij na de operatie een aantal dagen bedrust zal moeten houden, zal de verpleegkundige bijvoorbeeld al in de preoperatieve fase met decubituspreventie beginnen.
Daarnaast verricht de verpleegkundige in de preoperatieve fase lichamelijk onderzoek zoals het bepalen van de pols, bloeddruk en het bepalen van lengte en gewicht van de zorgvrager.

In de *postoperatieve* fase direct na de ingreep, is de verpleegkundige zorg vooral gericht op het observeren van de vitale functies, het verminderen van pijn en ongemak en het voorkomen van complicaties. Daarnaast zijn de verpleegkundige interventies gericht op het herstel van lichaamsfuncties, de wondgenezing en de opbouw van zelfzorgactiviteiten.
Als verpleegkundige ben je dus verantwoordelijk voor de observatie, de veiligheid en het welbevinden van de zorgvrager. Tevens ben je verantwoordelijk voor de preventie van complicaties en het adequaat handelen bij problemen.

Bij de vaardigheden die in dit hoofdstuk in verband met pre- en postoperatieve zorg aan bod komen, zul je je eerder geleerde vaardigheden vaak moeten toepassen, zie de *Algemene inleiding* hoofdstuk 2. Een aantal vaardigheden die verpleegkundigen toepassen in de pre- en postoperatieve fase heb je al min of meer in de vingers, zoals vaardigheden die je geleerd hebt in het werkcahier *Kruisinfecties*, bijvoorbeeld het wassen en desinfecteren van je handen en het creëren van een steriel werkveld. Als je nog onvoldoende zicht hebt op deze vaardigheden, raadpleeg hiervoor dan nog eens de betreffende werkcahiers.

Verder komen in dit hoofdstuk vaardigheden met betrekking tot het verzorgen van een tracheotomie aan de orde. Redenen voor een tracheotomie kunnen bijvoorbeeld zijn, kanker in de mond en/of keelholte. Een tracheotomie is een opening in de luchtweg door het insnijden van enkele kraakbeenringen om luchtcirculatie en uitzuigen mogelijk te maken. Het doel van een tracheotomie is het vrijmaken en vrijhouden van de luchtweg.

De studieopdrachten zijn bedoeld om je te helpen bij het verder ontwikkelen van een goede basis aan kennis en inzichten die je nodig hebt in de zorg voor de chirurgische zorgvrager, zowel pre- als postoperatief.

Voor het verzorgen van een tracheacanule en het intratracheaal uitzuigen tref je in de paragrafen 4.3.1 en 4.3.2 inhoudelijke analyses aan. Hierin staat de werkwijze beschreven geordend vanuit het handelingsschema (voor, tijdens en na met betrekking tot zorgvrager, omgeving en techniek). Het is zinvol de principes van het handelen en toelichtingen op deelvaardigheden goed te begrijpen. Dit heb je nodig om in sterk van elkaar verschillende zorgvragersituaties deze vaardigheden te leren uitvoeren.

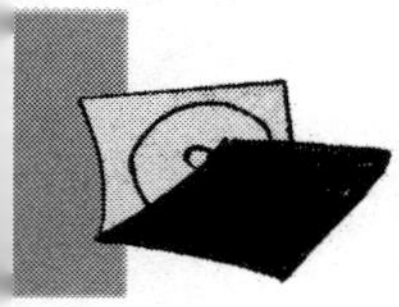

4.2 Studieopdrachten

Werk je opdrachten volgens planning uit. Raadpleeg bij het uitwerken van de opdrachten meerdere handboeken verpleegkunde en meerdere websites. Dit is zinvol om te achterhalen welke verschillen in werkwijzen beschreven worden en de achtergronden daarvan te achterhalen.

[ORIËNTATIETAAK]

4.2.1 Kunnen we al beginnen?

Hanneke van dertien jaar is bij de polikliniek terechtgekomen vanwege pijn in haar enkel. De orthopeed heeft röntgenfoto's laten maken en er blijkt een cyste in haar enkel te zitten. De cyste moet eruit gehaald worden en dat betekent opname in het ziekenhuis.
Vanmorgen is Hanneke 'nuchter' door haar ouders naar de afdeling gebracht waar jij stage loopt. Omdat er vanmorgen een spoedopname binnenkwam, is er nog geen tijd geweest om haar voor te bereiden op de operatie van morgen. Je gaat nu naar haar toe om haar voor te bereiden. Haar vader is bij haar.

1 a Een operatieve ingreep vereist zorgvuldige voorbereiding. Zowel lichamelijk als psychisch dient de zorgvrager goed voorbereid te zijn. Licht toe welke voorbereidingen met betrekking tot onderstaande aspecten je een dag (of enkele uren) voor de operatie bij Hanneke doet.

Voorbereiding huid

Maag-darmkanaal

Ademhalingsorganen

Circulatie

Laboratoriumonderzoeken

1 b Welke voorbereiding dient in verband met de narcose te gebeuren?

1 c Waarmee houd je rekening als je Hanneke gaat informeren over bovenstaande aspecten en de voorbereiding op de narcose? Motiveer je antwoord.

1 d Welke informatie kun je Hanneke geven over bloedbepalingen die voorafgaand aan de operatie gedaan worden? Licht in lekentaal je antwoord toe.

1 e Wat is het doel van preoperatieve voorlichting? Welke informatie moet in elk geval aan een zorgvrager verstrekt worden?

[STUDIETAAK]

4.2.2 Allergisch?

Als je naar Hanneke kijkt, zie je dat de insteekgaatjes in haar oren voor oorbellen ontstoken zijn. Hanneke vertelt dat ze niet tegen haar nieuwe oorbellen kan. 'Ik kan geloof ik alleen echte zilveren of gouden oorbellen verdragen, die nieuwe kan ik dus wel vergeten", zegt ze met een wat beteuterd gezicht.

2 a Eén van de taken die de verpleegkundige heeft is het preoperatief vaststellen of de zorgvrager risico's loopt om complicaties te krijgen tijdens de ingreep. Licht toe welke gegevens je hiervoor bij Hanneke zou willen verzamelen en waarom. Gelden deze voor alle zorgvragers die geopereerd moeten worden?

2 b Motiveer bij welke zorgvragers je extra bedacht moet zijn op complicaties tijdens en na de operatie en welke gegevens je hiervoor verzamelt.

2 c Wat zijn de risicofactoren die bij de volgende gegevens horen?

Gegevens	Risicofactoren
De zorgvrager rookt.	Bij rokers is er sprake van een verhoogde slijmproductie. Bij rokers is er sprake van minder goede longfunctie.
De zorgvrager is ouder dan veertig jaar.	
De zorgvrager is allergisch voor huidcontact met (verchroomde) metalen.	
De zorgvrager gebruikt de volgende medicijnen: antistolling, antibioticum, diureticum.	

[TOEPASSINGSTAAK]

4.2.3 Moet dat nu?

Emina Groot Koerkamp (24 jaar) is vanmorgen opgenomen voor een operatie aan haar schouder. De arts heeft haar verteld dat de operatie lang zal duren en dat ze algehele narcose krijgt. Tijdens het opnamegesprek heb je haar verteld hoe ze vanmiddag voorbereid wordt op de operatie.

Wanneer je na het bezoekuur 's middags bij Emina komt om te beginnen met de voorbereidingen zegt ze: "Dat laxeren straks is niet nodig hoor. Ik heb een hele goede en regelmatige stoelgang. Vanmorgen ben ik nog geweest en bovendien word ik aan mijn schouder geopereerd en niet aan mijn buik." "Ach," mengt een andere zorgvrager zich in het gesprek, "ze halen zich hier vaker onnodig werk op de hals. Een kennis van mij kwam voor een kleine oogoperatie. Ze werd plaatselijk verdoofd tijdens de operatie en ook gelaxeerd voor die tijd. Nou, die vond dat geen pretje hoor. Het zal allemaal wel standaard zijn denk ik."

3 a Waarom zou Emina gelaxeerd moeten worden? Licht je antwoord toe.

3 b Welke informatie zou je de andere zorgvrager kunnen geven ten aanzien van het laxeren voor een kleine oogoperatie?

3 c Welke indicaties zijn er nog meer om zorgvragers voorafgaand aan de operatie of ingreep te laxeren? Zijn er ook contra-indicaties?

[STRATEGIETAAK]

4.2.4 Scheren, ouderwets?

Mevrouw Dellepoort (42 jaar) is opgenomen voor een baarmoederoperatie. Een flinke vleesboom veroorzaakte veelvuldig bloedverlies tijdens haar menstruatie. Haar cyclus is steeds korter geworden, de laatste tijd zaten er zelfs maar enkele dagen tussen elke menstruatie. Haar Hb is 5,8 en ze maakt een vermoeide indruk.
Wanneer je bij haar bent om haar voor te bereiden op de operatie zegt ze: 'Er is toch het nodige veranderd in het ziekenhuis merk ik wel. Ik heb, totdat ik kinderen kreeg veertien jaar geleden, altijd als verpleegkundige op de chirurgie gewerkt. Hard werken hoor. Vooral de dag voor de OK's. Al die zorgvragers scheren en laxeren. En wee je gebeente als je het niet goed gedaan had. Ik weet nog goed dat ik een keer naar de operatiekamer geroepen ben met scheerspullen en al om de zorgvrager alsnog goed te scheren. Nou, ik kon wel door de grond gaan. Ik schaamde me dood. "Haren zijn een bron van bacteriën zuster. Vergeet u dat nooit! Met een wondinfectie als cadeautje is geen enkele zorgvrager blij." Dat is er ingepeperd. Maar nu vertelde een broeder net, dat scheren niet meer hoeft. Dat stond niet in het protocol zei hij. Dat begrijp ik niet. Zijn haren ineens niet meer vies of is het een vorm van bezuinigen? Wat mij betreft kun je me de scheerspullen wel geven. Dan doe ik het zelf wel. Op zo'n infectie heb ik het niet.'

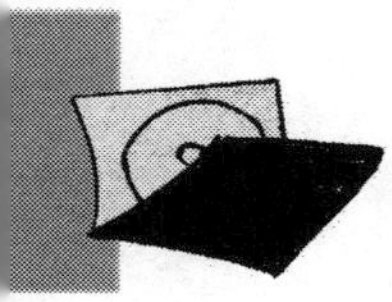

4 a Welke informatie geef je (waarom) aan mevrouw Dellepoort? Noteer de bronnen die je hebt gebruikt voor het geven van dit antwoord.

4 b Wat kun je mevrouw Dellepoort vertellen over maatregelen die genomen worden om een mogelijke wondinfectie te voorkomen? Bekijk hiervoor ook het werkcahier *Kruisinfecties*. Vergeet niet je antwoorden te vergelijken met de antwoorden van medestudenten.

[TOEPASSINGSTAAK]

4.2.5 En wat als ze straks weer wakker is?

Mevrouw Hazewinkel, een corpulente vrouw van middelbare leeftijd, wordt opgenomen voor een galblaasoperatie. Ze is wat moeizaam ter been en ze is wat kortademig. Dit wordt veroorzaakt door haar duidelijke overgewicht.
“Ze heeft zich er echt voor opgemaakt,” constateert Martijn, een tweedejaarsstudent verpleegkunde. “Dat zou je bij haar niet verwachten. Zelfs haar nagels zijn gelakt.”
“Nou, daar hebben we straks onze handen aan vol,” verzucht zijn werkbegeleider wat oneerbiedig, “ze mag wel oppassen dat ze geen trombose krijgt als ze het bed niet uitkomt. Echt iemand die tot een risicogroep behoort.” “Nou,” brengt een ander teamlid er tegenin, “als je dat verwacht dan kunnen we daar nu toch vast actie op ondernemen?”

5 a Reeds in de preoperatieve fase wordt de zorgvrager geïnstrueerd hoe problemen in de postoperatieve fase te voorkomen zijn. Zoek op hoe je de volgende postoperatieve problemen in de preoperatieve fase kunt voorkomen.

Postoperatieve problemen	Preoperatieve preventie
Benauwdheid en wellicht pneumonie door ineffectief ophoesten van slijm.	
Trombose in (onder)been door geringe mobiliteit van de zorgvrager.	
Angst en onzekerheid over herstel.	

5 b Op welke postoperatieve problemen moet je bij mevrouw Hazewinkel bedacht zijn? Motiveer je antwoord en ga na hoe je hieraan preventief aandacht kunt besteden.

5 c Waarom zou de werkbegeleider vinden dat mevrouw Hazewinkel tot een risicogroep behoort? Licht je antwoord toe en ga na welke categorieën zorgvragers ook meer kans lopen op postoperatieve complicaties.

[DISCUSSIETAAK]

4.2.6 Zien huilen doet huilen

De zevenjarige Tim Wolberink wordt met spoed opgenomen op de verpleegafdeling kinderchirurgie. Tijdens het speelkwartier op school is hij van het klimrek gevallen en heeft zijn onderbeen op een paar plaatsen gebroken. Tim is helemaal overstuur en je kunt hem met moeite tot bedaren brengen. Als je hem vertelt dat zijn moeder zo komt en bij hem mag blijven tot hij naar de operatiekamer gaat, wordt hij wat rustiger. Wanneer zijn moeder binnenkomt, begint Tim opnieuw heel hard te huilen. Je ziet aan mevrouw Wolberink dat ze erg geschrokken is. Het huilen staat haar nader dan het lachen. "Wat erg, wat erg, je hebt ook zo'n pijn! Kindje toch!" stamelt ze steeds.
Intussen komt Sjors, een collega, met de benodigdheden om Tim de premedicatie intramusculair toe te dienen. "Je krijgt even dit spuitje en dan brengen we je weg." Bij het zien van de injectie zet Tim het op een gillen en nu raakt ook zijn moeder overstuur. Met tranen in haar ogen slaat ze haar armen om hem heen. Wat kortaangebonden zegt Sjors tegen haar dat ze maar even de kamer moet verlaten, want dat het zo niks wordt. Hij gebaart jou om haar mee te nemen. De moeder weigert dit pertinent. "Ik blijf bij mijn kind. Hij heeft mij nodig, hij wordt alleen maar bang van jullie."

6 a Wat vind je van het optreden van Sjors? Welke redenen zou hij kunnen hebben om de moeder de kamer uit te sturen?

6 b Wat zou jij doen? Licht je antwoord toe.

6 c Welke interventies had de verpleegkundige kunnen nemen om de situatie niet zo uit de hand te laten lopen?

[TOEPASSINGSTAAK]

4.2.7 Blijf zitten en verroer je niet

Na een paar dagen gaat het alweer wat beter met Tim. Hij wordt in een snaartractie verpleegd en moet voorlopig in het ziekenhuis blijven. Hoewel hij zegt dat hij geen pijn meer heeft, maakt hij nog steeds een bedrukte indruk. Sjors had het verbruid bij Tim en zijn moeder. Tim was bang voor hem en wilde niet dat Sjors bij hem in de buurt kwam. Daarom heb jij hem de eerste dagen verzorgd. Zijn moeder die steeds bij hem zit, houdt voortdurend in de gaten dat hij zijn been niet beweegt. Als iemand per ongeluk tegen de gewichten van de tractie aan loopt is ze meteen bang dat de botten niet goed tegen elkaar zitten en wil ze het liefst dat er röntgenfoto's gemaakt worden. Het effect op Tim is dat hij haast bewegingloos in bed ligt.
Omdat je een paar vrije dagen hebt, moet je de zorg voor Tim overdragen aan Abdul, een medestudent. "Het is de eerste keer dat ik een zorgvrager in tractie verpleeg", zegt Abdul tegen je. "Hoe zat dat ook al weer? Waar moet ik nu op letten?"

7 a Maak een schematisch overzicht voor de verzorging van Tim.

7 b Welke aandachtspunten zou je Abdul meegeven als hij Tim gaat verzorgen? Licht je antwoord toe.

[STRATEGIETAAK]

4.2.8 Koud en dorstig

Je hebt vandaag avonddienst. Na de overdracht door de dagdienst ga je naar Sheryl Rampadarath (zestien jaar) om de postoperatieve controles uit te voeren. Sheryl is een uur geleden teruggekomen van de operatiekamer. Ze is geopereerd in verband met een navelbreukje. De operatie is zonder complicaties verlopen. Ze heeft een infuus en mag nog niets per os. De controles toen ze op de afdeling kwam waren een pols van 88, temperatuur 36,0 °C en een ademhaling van 16. Sheryl heeft nog niet geürineerd. Voor de pijn mag ze een injectie Vilan® intramusculair.
Als je bij Sheryl komt zie je dat ze wakker is. Ze ligt stil in bed en heeft een oppervlakkige ademhaling. Haar moeder zit naast haar en kijkt je bezorgd aan. "Hoe weten jullie nu of het goed gaat met haar?" vraagt ze je, "wat moet je allemaal in de gaten houden? Sheryl klaagde net dat ze het koud heeft, maar de verpleegkundige van daarnet sloeg er geen acht op. Maar 36,0 °C is toch erg laag? Hoe kan dat dan? En ook mocht ze niets drinken terwijl ze dorst heeft. Dat is altijd zo na een operatie zei die verpleegkundige. Ik dacht dat het maar een kleine operatie was en nu heeft ze zelfs een infuus. Dat is toch niet normaal? Als ik haar zo zie liggen is ze nooit over een paar dagen thuis."

8 a Welke informatie kun je de moeder geven over het normale postoperatieve verloop bij Sheryl? Licht je antwoord toe.

8 b Leg in gewone bewoordingen uit waarop en waarom Sheryl postoperatief gecontroleerd dient te worden.

8 c Motiveer welke interventies je zou uitvoeren als je bij Sheryl bent.

[TOEPASSINGSTAAK]

4.2.9 Niet helemaal lekker

De tweede dag na de operatie voelt Sheryl zich ziek en lusteloos. “Hoe kan dat nu? In plaats van dat ik opknap lijkt het alsof ik zieker wordt,” zegt ze, “het lijkt wel alsof ik koorts begin te krijgen.” Als je de temperatuur opneemt bij Sheryl geeft de thermometer 38,5 °C aan. “Wat nu?” zegt Sheryl teleurgesteld, “hoe kan dat nou?”

9 a Licht toe wat je denkt dat er aan de hand is.

9 b Wat ga je na om te controleren of je vermoeden juist is? Motiveer je antwoord.

[TOEPASSINGSTAAK]

4.2.10 Een hele zorg

Gisteren is meneer Overgauw (72 jaar) overgeplaatst van de intensive care naar de afdeling chirurgie. Drie dagen geleden is bij hem een tumor (plaveiselcelcarcinoom) uit de keelholte verwijderd. Meneer Overgauw heeft een infuus, een wonddrain en een blaaskatheter. Omdat voeding via de mond langere tijd onmogelijk zal zijn, heeft hij een voedingssonde door de neus gekregen. Tijdens de operatie is er bij meneer Overgauw tijdelijk een gaatje in de luchtpijp (tracheotomie) gemaakt. Dit om te voorkomen dat hij door de ontstane zwelling in de keel ten gevolge van de operatie in ademnood zou komen. Om de lucht vochtig te houden staat er een vernevelaar bij zijn bed. Meneer Overgauw mag de eerste weken zijn tanden niet poetsen.
Hij heeft een slechte voedingstoestand. Het eten ging steeds moeilijker door de tumor. De laatste maanden is meneer erg veel afgevallen.
Samen met Frenck, je werkbegeleider, heb je vandaag de zorg voor meneer Overgauw. Frenck heeft je gevraagd om, voordat je naar meneer Overgauw toegaat, met hem door te spreken welke observaties postoperatief van belang zijn en wat volgens jou de kritieke punten zijn als je de tracheacanule gaat verzorgen.

10 a Licht op basis van de informatie die je nu hebt toe welke observaties bij meneer Overgauw van belang zijn.

10 b Vergelijk deze met een medestudent. Bespreek wanneer je zou ingrijpen en op welke wijze.

10 c Bestudeer de inhoudelijke analyse van het verzorgen van een tracheacanule. De procedurekolom is bedoeld om het beschrevene in de werkwijze op te delen in een aantal goed te onthouden stappen. Vergelijk de procedurekolom met betrekking tot de *techniek – tijdens* – met de werkwijzekolom en bepaal stappen die een zinvolle indeling weergeven van de werkwijze en die voor jou ook goed te onthouden zijn. Noteer deze stappen hieronder.

[STRATEGIETAAK]

4.2.11 Bang en benauwd

Als jullie 's middags weer naar meneer Overgauw toe gaan, ligt hij onderuitgezakt in bed. Zijn schrift is op de grond gevallen. Hij maakt een onrustige indruk en kijkt jullie angstig aan. Zijn ademhaling gaat moeizaam en er komen rochelende geluiden. Het valt je op dat hij wat uit zijn mond ruikt. "U hebt het benauwd nietwaar?" zegt Frenck, waarop meneer Overgauw bevestigend knikt. "Laten we u maar eerst wat rechtop zetten dan kunt u proberen het slijm op te hoesten," zegt Frenck, "misschien dat jij hem wilt uitleggen hoe hij het beste kan ophoesten, dan haal ik wat spullen om de mond te verzorgen." Terwijl Frenck de kamer verlaat zie je dat meneer Overgauw je angstig aankijkt.

11 a Ga na welke instructies je meneer Overgauw kunt geven om effectief op te hoesten.

11 b Kun je je voorstellen dat meneer Overgauw angstig is om te hoesten? Licht je antwoord toe en geef aan hoe je hiermee omgaat.

[TOEPASSINGSTAAK]

4.2.12 Te moe

Het hoesten ging moeizaam en had niet het gewenste resultaat. Meneer Overgauw was te verzwakt en te moe om kracht te zetten bij het hoesten. Op zijn blocnote schreef hij in een beverig handschrift dat hij ook bang was dat de canule eruit zou schieten. In overleg met de arts is besloten het slijm weg te zuigen. "Als jij de benodigdheden wilt pakken dan doen we het samen", stelt Frenck je voor.

12 a Bekijk de inhoudelijke analyse van het intratracheaal uitzuigen en pas deze aan als je dit samen met Frenck gaat doen. Noteer de kritieke punten. Geef aan waarom dat volgens jou/jullie kritieke punten zijn.

12 b De procedurekolom is bedoeld om het beschrevene in de werkwijze op te delen in een aantal goed te onthouden stappen. Bekijk de procedurekolom van het uitzuigen met betrekking tot de *techniek – tijdens* –en bepaal of je deze stappen een zinvolle indeling vindt van de werkwijze zoals beschreven in de werkwijzekolom. Geef een indeling van de werkwijze in procedurestappen, zoals jij die zou willen hanteren.

4.3 Inhoudelijke analyses

4.3.1 Het verzorgen van een tracheacanule

In de analyse *Het verzorgen van een tracheacanule* gaan we uit van een volwassen en wilsbekwame zorgvrager met een tracheacanule.
Onder het verzorgen van een tracheacanule wordt verstaan: het reinigen van de binnencanule, de wondverzorging en het vervangen van het bevestigingslint.

PROCEDURE	WERKWIJZE	TOELICHTING	AANDACHTSPUNTEN/ KRITIEKE PUNTEN/ OBSERVATIES
VOOR			
Zorgvrager			
1 Raadpleeg het verpleegkundig dossier.	Informeer je over de specifieke situatie van de zorgvrager. Ga m.b.t. de zorg na: – doel – medische diagnose – luchtbevochtiging – zuurstof – medicatie – soort en maat canule – toestand van de zorgvrager – frequentie – observaties – mogelijke complicaties.	I.v.m. de continuïteit van zorg en het gericht kunnen observeren.	Indicaties voor een tracheacanule kunnen zijn: sputumretentie, langdurige beademing, ernstige luchtweginfecties. De frequentie van de zorg wordt bepaald door de arts, de behoefte van de zorgvrager en de observaties van de verpleegkundige.
2 Stel je op de hoogte van de toestand van de zorgvrager; bepaal de noodzaak van de zorg.	Ga na hoe de zorgvrager zich voelt. Observeer regelmaat en patroon van ademhaling, hartslag, hoeveelheid en samenstelling secretie, lichaamstemperatuur en mondslijmvlies. Let op ademhalingsmoeilijkheden en infectie.	Zodat je je zorg kunt aanpassen.	Als de zorgvrager erg angstig is, probeer dan eerst de angst te verminderen door deze bespreekbaar te maken. Besef dat de zorgvrager niet of moeizaam kan spreken. Gebruik daarom schrijfgerei of stel gesloten vragen, waardoor hij nonverbaal kan reageren. Gevaar voor stomatitis is aanwezig.

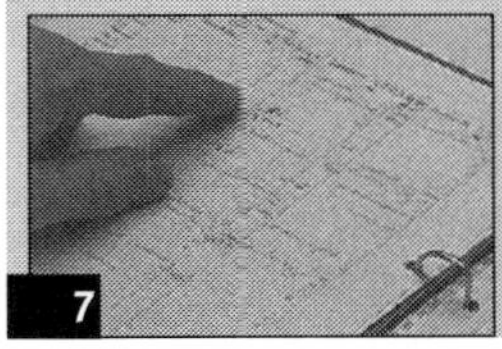
7

PROCEDURE	WERKWIJZE	TOELICHTING	AANDACHTSPUNTEN/ KRITIEKE PUNTEN/ OBSERVATIES
	Stel de noodzaak vast van: – de verzorging van de tracheacanule, door te letten op vastzittend secreet		
	– de vervanging van het bevestigingslint, door te letten op onreinheid en vocht		
	– de verzorging van de tracheawond, door te letten op wondsecreet rond de stoma, vochtig verontreinigd verband, de huidskleur rond de stoma		
	– de verzorging van het mondslijmvlies.		Let bij mondverzorging tevens op het zo nodig uitzuigen van de bovenste luchtwegen.
3 Bereid de zorgvrager voor op de handeling.	Geef, op de zorgvrager afgestemde, informatie over doel, werkwijze, duur (ca. 20 minuten) en gevoel.	Informatie vermindert meestal het gevoel van onzekerheid en angst en bevordert het meewerken.	Bij een angstige of verwarde zorgvrager kan de zorg problematisch zijn.
	Maak zo nodig gebruik van pen/blocnote, alfabetbord, tolkentelefoon en eerdere ervaringen.	Om eventuele ervaringen van de zorgvrager te kunnen gebruiken.	Houd rekening met de beperkte mogelijkheid tot spreken; daar er geen of weinig lucht ontsnapt richting stembanden is het kunnen spreken vrijwel onmogelijk voor de zorgvrager met een tracheotomie.
	Bespreek met de zorgvrager de volgorde van de handelingen.	Zodat de zorgvrager weet waar hij aan toe is.	Dient de zorgvrager voorbereid te worden op zelfzorg thuis? Sommige zorgvragers kijken mee via een spiegel om later thuis de zorg goed uit te kunnen voeren.

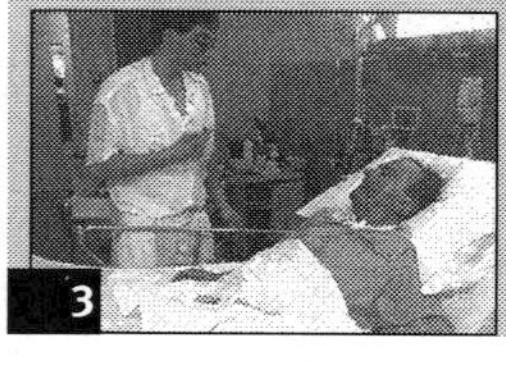

PROCEDURE	WERKWIJZE	TOELICHTING	AANDACHTSPUNTEN/ KRITIEKE PUNTEN/ OBSERVATIES
4 Help de zorgvrager in een (half)zittende/ liggende houding (semi-Fowler-ligging).	Zet het hoofdeinde van het bed halfhoog of maak met kussens een goede steun, zodanig dat het hoofd prettig achteroverligt.	Halfzittend/halfliggend is meestal de beste houding om enerzijds voldoende longvolume te houden en anderzijds goed zicht te hebben op de stoma.	Ondersteun het hoofd goed, anders komt er spanning op de wond.
Omgeving			
5 Draag zorg voor een afgeschermde, tochtvrije ruimte.	Sluit deur en bedgordijnen. Zet het sein aan.	I.v.m. privacy zorgvrager. I.v.m. bereikbaarheid.	
6 Creëer werkomgeving.	Breng het bed op werkhoogte. Zorg voor voldoende werkruimte. Gebruik een (verrijdbaar) schoon werkblad.	Om goed bij de zorgvrager en het werkveld te kunnen.	Een goede werkhouding maakt je handelen efficiënter en voorkomt rugklachten. In de thuiszorg moet je soms improviseren.
Techniek			
7 Verzamel en leg benodigdheden klaar.	Pak en controleer:		
	– niet-steriele handschoenen	I.v.m. de hygiëne.	Controleer steriele verpakkingen op beschadigingen, datum en steriliteitsindicator. Controleer de andere materialen op het schoon en intact zijn.
	– pincet of wattenstokjes	Om gaas door de canule te trekken.	
	– anatomisch pincet	Om gazen en lint te manipuleren.	
	– schaar	Om lint door te knippen.	
	– wattenstokjes	Om de stomawond te reinigen.	Zorg voor voldoende werkmateriaal op je werkkar. Voorkom dat je tussentijds de handeling moet onderbreken.
	– niet-steriele 5x5 gazen	Voor het reinigen van wond en canule.	
	– metallinegazen	Voor het afdekken van de stomaopening.	Bij het uitschieten van de canule, deze nooit proberen terug te duwen.

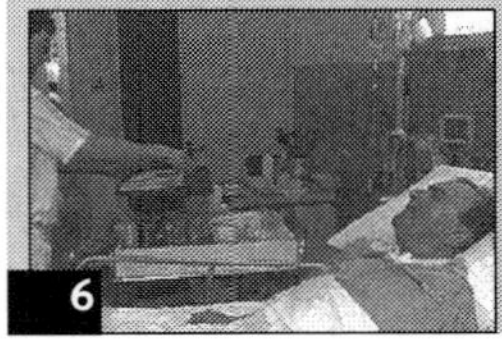

PROCEDURE	WERKWIJZE	TOELICHTING	AANDACHTSPUNTEN/ KRITIEKE PUNTEN/ OBSERVATIES
	– lint ±125 cm	Ter vervanging oude lint.	Open dan de verpakking van de noodset, open de stoma met een eendenbek en spreidhaakjes en alarmeer de arts.
	– bekkentje	Om canule in te leggen.	
	– afvalzak	Om gebruikt materiaal weg te doen.	
	– kleine celstof onderlegger	Om de zorgvrageraf te dekken.	Bij het uitschieten van de canule, deze nooit proberen terug te duwen. Open dan de verpakking van de noodset, open de stoma met een eendenbek en spreidhaakjes en alarmeer de arts.
	– alcohol	Om gebruikte materialen te reinigen.	
	– zo nodig een noodset (bij een 'verse' tracheotomiewond)	Om acuut te kunnen gebruiken bij het uitschieten van de canule.	Een noodset moet standaard aanwezig zijn bij een zorgvragermet een 'verse' tracheotomiewond (minder dan 5 dagen postoperatief).
	– zo nodig communicatiebenodigdheden, zoals alfabetbord, blocnote en pen.	Om te kunnen communiceren.	
TIJDENS			
Zorgvrager			
8 Observeer de zorgvrager tijdens de handeling.	Observeer de zorgvrager tijdens de handeling door te letten op tekenen van pijn, benauwdheid en hoesten.	Om informatie te krijgen over de toestand van de zorgvrager en bedacht te zijn op ongewenste reacties, een hoestreflex en benauwdheid.	
9 Begeleid de zorgvrager tijdens het uitvoeren van de handeling.	Vertel de zorgvrager steeds wat je doet of gaat doen.	Om de zorgvrager gerust te stellen.	Houd rekening met de beperkte communicatiemogelijkheden van de zorgvrager.
	Wees bedacht op een hoestreflex of een 'stopsein' van de zorgvrager.	Om je handelen daarop aan te passen.	

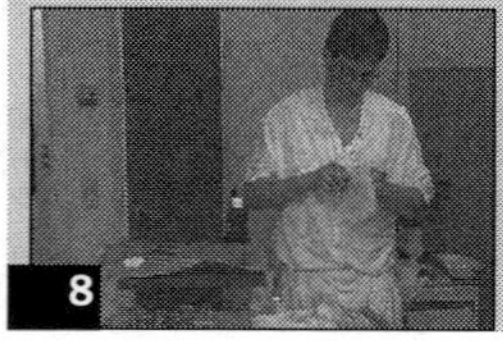
8

PROCEDURE	WERKWIJZE	TOELICHTING	AANDACHTSPUNTEN/ KRITIEKE PUNTEN/ OBSERVATIES
Omgeving			
Geen bijzonderheden			
Techniek			
10 Was en/of desinfecteer de handen.	Was en/of desinfecteer je handen volgens procedure.	Ter voorkoming van het overdragen van micro-organismen.	
11 Creëer een werkveld bij de zorgvragers trek handschoenen aan.	Maak het werkblad schoon. Leg de materialen op dit werkblad.	I.v.m. hygiëne. Zodat je efficiënt kunt werken.	
	Trek niet-steriele handschoenen aan.	I.v.m. hygiëne.	
12 Neem de binnencanule uit de buitencanule.	Leg de celstof onderlegger op de borst van de zorgvrager.	Ter bescherming van de zorgvrager tegen slijm en/of sputum.	Niet te veel manipuleren, omdat beweging van de buitencanule de trachea kan beschadigen en pijn en ongemak bij de zorgvrager kan veroorzaken.
	Haal het spreekklepje of dopje van de canule.	Zodat je de binnencanule eruit kunt nemen.	Er bestaan verschillende soorten sluitingen. Bij sommige systemen moet je knijpen in plaats van draaien.
	Pak de flens van de binnencanule.		In plaats van het spreekklepje of dopje wordt er soms ook gebruik gemaakt van een niet-steriel gaas van 10 x 10 cm.
	Ontsluit de canule door een draaiende beweging.		Daarnaast is het mogelijk dat de zorgvrager aan een beademingsmachine ligt.
	Neem de binnencanule uit de buitencanule en leg deze in het bekkentje.		
	Ondersteun tijdens de handeling met de niet-dominante hand de buitencanule.	Zodat je voorkomt dat deze eruit schiet.	

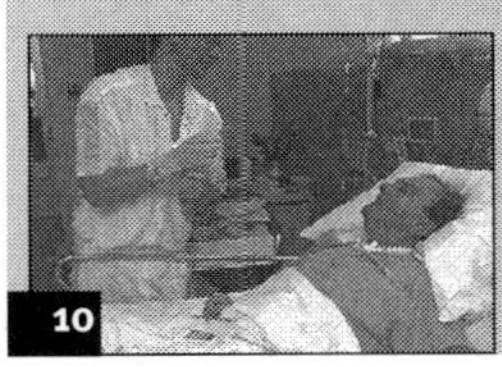
10

PROCEDURE	WERKWIJZE	TOELICHTING	AANDACHTSPUNTEN/ KRITIEKE PUNTEN/ OBSERVATIES
13 Inspecteer de uitgenomen binnencanule.	Bekijk de binnencanule op: – samenstelling van het secreet, zoals kleur, geur, hoeveelheid – viscositeit – en eventuele beschadigingen van de canule.	Hoeveelheid en andere karakteristieken van het secreet bepalen hoe vaak reinigen nodig is en of de zorg bijgesteld moet worden.	Bij beschadiging dient het hele systeem vervangen te worden en dient de zorgvrager dus naar de arts verwezen te worden.
14 Reinig de binnencanule en het spreekklepje of dopje.	Houd de binnencanule onder (lauw/warm) stromend water en spoel deze schoon.	Zodat de binnencanule weer schoon is.	Handeling herhalen totdat de canule schoon is.
	Trek met een pincet een nat niet-steriel 5x5 gaas door de binnencanule en herhaal deze handeling met een nieuw nat gaas tot het gaasje schoon uit de canule komt.	Om restvuil te verwijderen.	
	Deponeer gebruikte gaasjes in een afvalzak.		
	Trek hierna met dezelfde pincet droge 5x5 gaasjes door de binnencanule, totdat deze droog is.	Zodat de binnencanule goed droog is en de zorgvrager geen water via de canule in zijn longen krijgt.	
	Spoel het spreekklepje of dopje af met (lauw/warm) stromend water en dep deze droog met een gaasje.		
15 Plaats de binnencanule en het dopje of spreekklepje terug.	Breng de binnencanule in een vloeiende beweging weer in en sluit het slotje.	Zodat deze vast zit.	Beweeg de canule zo min mogelijk om schade aan de trachea of prikkeling van de nervus vagus zoveel mogelijk te voorkomen. Prikkeling van de nervus vagus kan leiden tot bewusteloosheid.
	Plaats het dopje of spreekplekje terug.	Ter bescherming van de luchtweg van de zorgvrager.	
	Ondersteun tijdens de handeling met de niet-dominante hand de buitencanule.	Zodat je verschuiving voorkomt.	

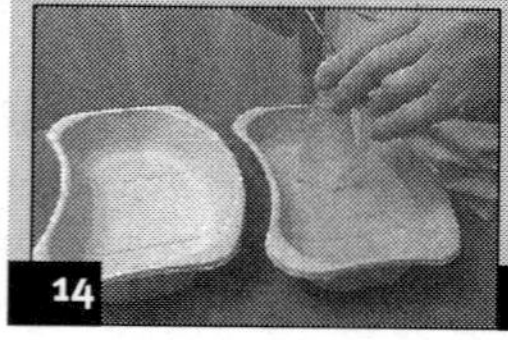
14

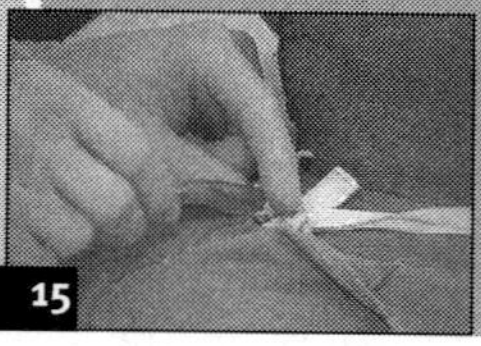
15

PROCEDURE	WERKWIJZE	TOELICHTING	AANDACHTSPUNTEN/ KRITIEKE PUNTEN/ OBSERVATIES
16 Verwijder en inspecteer het wondverband.	Verwijder het metallinegaas onder de buitencanule en deponeer dit in de afvalzak. Inspecteer het verband op samenstelling wondsecreet, bloed, kleur en geur.	Observeer bijzonderheden t.b.v. rapportage.	De eerste 24 uur postoperatief wordt het verband in de regel niet vervangen. De eerste 2 à 3 dagen is een beetje wondvocht normaal en geen reden om het verband te vervangen. Wel moet het verband dan vervangen worden als de zorgvrager veel ophoest en het verband nat is.
17 Reinig de wond.	Dep de wond met vochtige gazen/wattenstaafjes, volgens het principe van schoon naar vuil en strijkbewegingen. Dep de wond droog. Inspecteer de conditie van de huid rondom de stoma en behandel eventueel volgens voorschrift.	Om verweking van de huid te voorkomen.	Breng indien nodig een huidbeschermende crème aan; gebruik in géén geval poeder i.v.m. aspiratie. Gebruik crème of zoete olie om de buis te beschermen en aankoeken tegen te gaan.
18 Breng nieuw metallinegaas aan.	Breng een nieuw metallinegaas aan met de zilverkleurige kant op de huid.	Dit heeft een antibacteriële werking.	

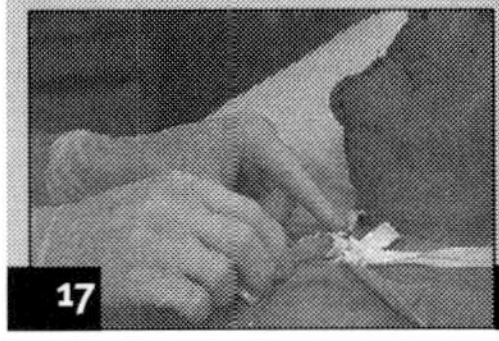
17

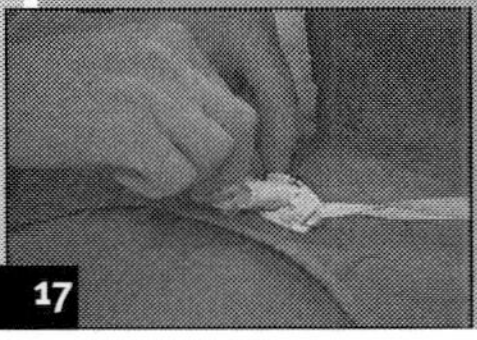
17

PROCEDURE	WERKWIJZE	TOELICHTING	AANDACHTSPUNTEN/ KRITIEKE PUNTEN/ OBSERVATIES
19 Vervang het bevestigingslint.	Haal met het pincet een uiteinde van het nieuwe lint door het bevestigingsoogje en leg beide uiteinden achter de nek langs, naar de andere kant van de hals.	Vanwege het gevaar dat de canule uit de trachea schiet.	Indien het bevestigingslint is verontreinigd moet het vervangen worden. Dus niet bij iedere verzorging van de tracheacanule.
	Haal door het andere bevestigingsoogje van de canule weer een uiteinde van het lint, zodat de tracheacanule door een dubbel lint op zijn plaats wordt gehouden.		
	Bevestig de uiteinden van het lint met een platte knoop en zodanig dat er twee vingers tussen het lint en de huid geplaatst kunnen worden. Knip dan pas het oude lint door.		Maak duidelijk onderscheid met een knoop van de nachtkleding, zodat ze niet verwisseld kunnen worden!
20 Doe de handschoenen uit.	Doe de handschoenen uit volgens procedure.		
NA			
Zorgvrager			
21 Plaats de zorgvrager in de gewenste houding en observeer de zorgvrager.	Help de zorgvrager in de gewenste houding.	I.v.m. welbevinden van de zorgvrager.	
	Stel je op de hoogte van het algemene welbevinden, in het bijzonder de pols en ademhalingskwaliteit van de zorgvrager.	I.v.m. eventueel te nemen vervolgacties.	

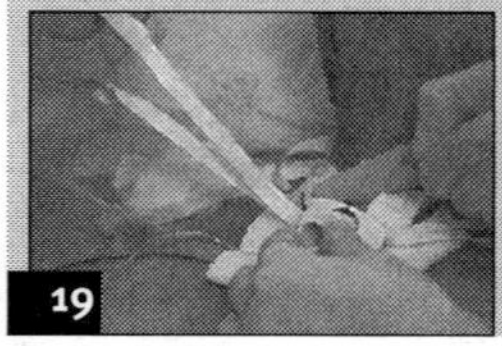
19

PROCEDURE	WERKWIJZE	TOELICHTING	AANDACHTSPUNTEN/ KRITIEKE PUNTEN/ OBSERVATIES
22 Evalueer zo mogelijk de zorg en rapporteer je bevindingen.	Bespreek zo mogelijk de ervaringen met de zorgvrager.	Om de zorg af te ronden en zo nodig aan te passen.	
	Rapporteer niet alleen dat de zorgvrager verzorgd werd m.b.t. de tracheacanule, maar ook wat de uitgangssituatie was en welke bijzonderheden verder van belang zijn.	I.v.m. continuïteit van zorg.	
Omgeving			
23 Breng de omgeving in orde.	Open de bedgordijnen.		
	Breng het bed weer op de gewenste hoogte	I.v.m. comfort van de zorgvrager.	
	Zet het sein uit.	I.v.m. bereikbaarheid van verpleegkundige.	
	Leg het belsysteem binnen handbereik van de zorgvrager.	Zodat de zorgvrager hulp kan vragen.	
Techniek			
24 Draag zorg voor je materialen.	Ruim het materiaal op volgens afspraak. Vul gebruikt materiaal aan. Maak schaar en pincet met alcohol schoon en berg deze op tot volgend gebruik.	I.v.m. efficiënt werken.	
25 Was en/of desinfecteer de handen.	Was en/of desinfecteer je handen volgens standaardprocedure.	Ter voorkoming van overdragen van micro-organismen.	

4.3.2 Het intratracheaal uitzuigen

In de analyse Het inatratracheaal uitzuigen gaan we uit van een volwassen en wilsbekwame zorgvrager met een tracheacanule.

PROCEDURE	WERKWIJZE	TOELICHTING	AANDACHTSPUNTEN/ KRITIEKE PUNTEN/ OBSERVATIES
VOOR			
Zorgvrager			
1 Zie 1 t/m 4 van par. 4.3.1.	Volg voor de voorbereiding van de zorgvrager op het intratracheaal uitzuigen de werkwijze zoals beschreven in par. 4.3.1. Pas de informatie aan de zorgvrager m.b.t. de uit te voeren handeling aan: duur van de handeling is ongeveer 10 min.		Het uitzuigen van een tracheacanule is een voorbehouden handeling. In het kader van de Wet BIG is een schriftelijk of mondeling uitvoeringsverzoek van de arts noodzakelijk.
Omgeving			
2 Draag zorg voor een afgeschermde ruimte.	Sluit deur en bedgordijnen. Zet het sein aan.	I.v.m. privacy zorgvrager. I.v.m. bereikbaarheid.	
3 Controleer zuigapparatuur en noodset.	Let op volledigheid, steriliteit en beschadigingen van de noodset: – reservecanule – trachea 'eendenbektang' – 2 stompe spreidhaakjes – verbandschaar. Controleer de uitzuigapparatuur op werking.	Bij secreetophoping of het uit de trachea schieten van de canule kan spoed vereist zijn. Dit kan nodig zijn om de huid te openen om bij de trachea te komen. Dit doet een arts. Om bij zwelling hals/nek het bevestigingslint door te knippen en verstikking te voorkomen.	Een noodset moet standaard aanwezig zijn bij een zorgvrager met een 'verse' tracheotomiewond (minder dan 5 dagen postoperatief). Bij het uitschieten van de canule deze nooit proberen terug te duwen. Open de verpakking van de noodset, open de stoma met een eendenbek en spreidhaakjes en alarmeer de arts.

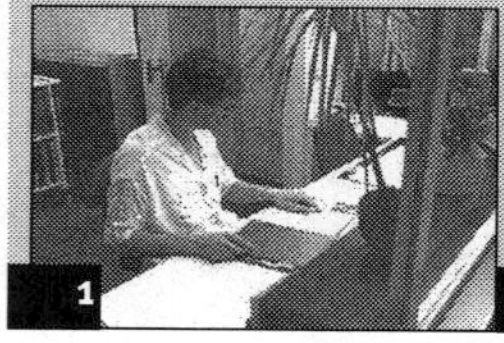
1

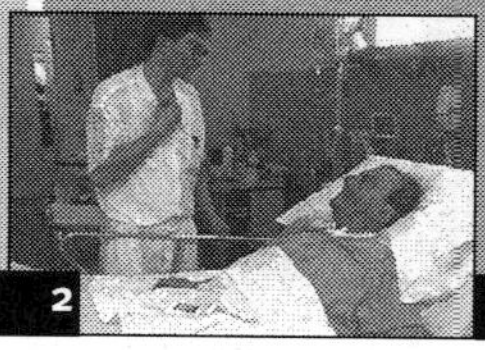
2

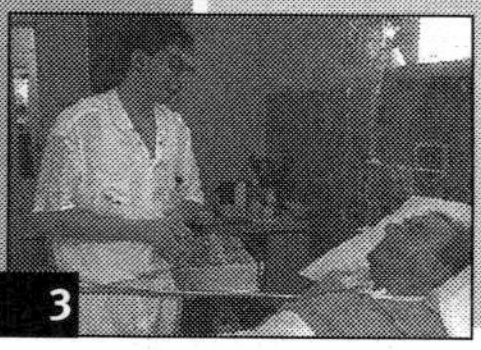
3

PROCEDURE	WERKWIJZE	TOELICHTING	AANDACHTSPUNTEN/ KRITIEKE PUNTEN/ OBSERVATIES
4 Creëer werkomgeving.	Breng het bed op werkhoogte. Zorg voor voldoende werkruimte.	Om goed bij de zorgvrager en het het werkveld te kunnen.	
	Zet een (verrijdbaar) werkblad klaar.	Een goede werkhouding maakt je handelen nauwkeuriger en efficiënter en voorkomt rugklachten.	In de thuiszorg moet je soms improviseren.
Techniek			
5 Verzamel en leg benodigdheden klaar.	Pak en controleer: Steriel materiaal:		Controleer steriele verpakkingen op beschadigingen, datum en steriliteitsindicator. Controleer de andere materialen op het schoon en intact zijn.
	– disposable zuigslangen, Charrière 10-12-15	Om secreet uit te zuigen.	
	– handschoenen	De canule en de wond worden aseptisch verzorgd.	
	– 10 ml spuit	Om fysiologische zoutoplossing in trachea te instilleren.	
	– fysiologische zoutoplossing	Om de zuigkatheter te spoelen, de wond en canule te reinigen en om te instilleren in de trachea.	
	– 3-4 steriele bakjes/bekkens	Om de vloeistoffen in te doen.	
	– pincet	Om gazen te manipuleren.	
	– 10x10 gaasjes.	Om de canule vast te kunnen houden met steriele handschoenen.	
	Niet-steriel materiaal: – schoon niet-waterdoorlatend schort	Ter bescherming van jezelf.	
	– vochtbestendige afvalzak	Voor het opruimen van het materiaal.	

PROCEDURE	WERKWIJZE	TOELICHTING	AANDACHTSPUNTEN/ KRITIEKE PUNTEN/ OBSERVATIES
	– handdoek of celstofmatje.	Ter bescherming van zorgvrager.	
	– uitzuigapparaat	Om slijm weg te zuigen.	
	– zo nodig opvangmateriaal (reageerbuisje)	Ten behoeve van laboratoriummonster.	
	– zo nodig communicatiebenodigdheden, zoals alfabetbord, blocnote en pen.	Om te kunnen communiceren.	
TIJDENS			
Zorgvrager			
6 Observeer de zorgvrager tijdens de handeling.	Let op pijn, benauwdheid en hoesten.	Om informatie te krijgen over de toestand van de zorgvrager en bedacht te zijn op ongewenste reacties.	Contra-indicaties kunnen zijn: – afwezigheid van sputum – bronchospasme – longoedeem – ritmestoornissen.
7 Begeleid de zorgvrager tijdens het uitvoeren van de handeling.	Vertel steeds wat je doet of gaat doen. Wees bedacht op een 'stopsein' of hoestreflex van de zorgvrager.	Om de zorgvrager gerust te stellen. Informatie vermindert meestal het gevoel van onzekerheid, angst en bevordert het meewerken.	Houd rekening met de beperkte communicatiemogelijkheden van de zorgvrager.
Omgeving			
Geen bijzonderheden			
Techniek			
8 Was en/of desinfecteer de handen.	Was en/of desinfecteer de handen volgens standaardprocedure.	Ter voorkoming van het overdragen van micro-organismen.	Zorg ervoor dat je handen goed droog zijn.
9 Creëer een steriel werkveld.	Maak het werkblad schoon. Pak de benodigde materialen op een steriele wijze uit.	Ter voorkoming van (kruis)infecties.	Let op steriliteit; het betreft hier een postoperatieve complexe situatie.

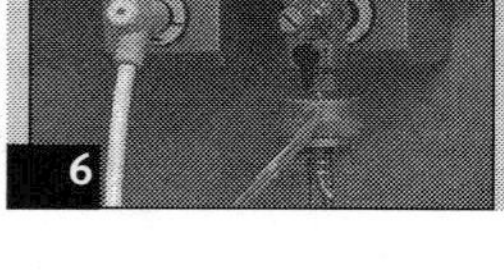

PROCEDURE	WERKWIJZE	TOELICHTING	AANDACHTSPUNTEN/ KRITIEKE PUNTEN/ OBSERVATIES
	Doe een schone, niet-waterdoorlatend schort aan.		
10 Sluit de zuigkatheter aan, stel het vacuum in en controleer het zuigapparaat.	Sluit de steriele zuigkatheter aan via de vingertip aan de tussenslang van het zuigapparaat. Houd hierbij de verpakking nog om de steriele zuigkatheter.	Ter voorkoming van kruisinfecties.	De maat (Charrière) van katheter hangt af van de secreetkarakteristieken zoals taaiheid. Deze is nooit dikker dan de helft van het lumen van de binnencanule.
	Zet het apparaat aan. De aanbevolen zuigkracht voor het zuigen van de trachea voor volwassenen is 120-150 mm Hg.		I.v.m. veiligheid van epitheelweefsel niet te hoge kracht en i.v.m. taaiheid slijm niet te lage kracht.
11 Vul de steriele kommen met de benodigde vloeistoffen.	Schenk eerst wat uit de fles in een niet-steriel bakje, voordat je een steriel bakje vult.	Zo spoel je de rand van de fles eerst schoon.	
	Vul vervolgens de steriele bakjes/bekkens.		
12 Trek steriele handschoenen aan.	Trek steriele handschoenen aan volgens procedure.	I.v.m. aseptisch werken.	
13 Zuig de trachea uit.	Pak op een steriele wijze de katheter uit de verpakking.		De zuigdiepte in de tracheacanule is maximaal 10 cm.
	Doop de katheter in een bakje met fysiologische zoutoplossing. Breng de katheter in tot op de afgesproken zuigdiepte (max. 10 cm):	Om het glijden te bevorderen.	Soms dient voorafgaand aan uitzuigen zuurstof te worden toegediend.
	– Breng de katheter gelijktijdig met de inademing in.		

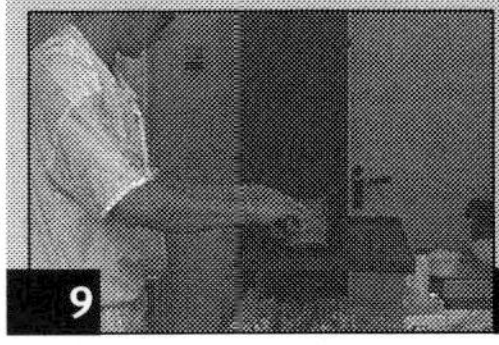
9

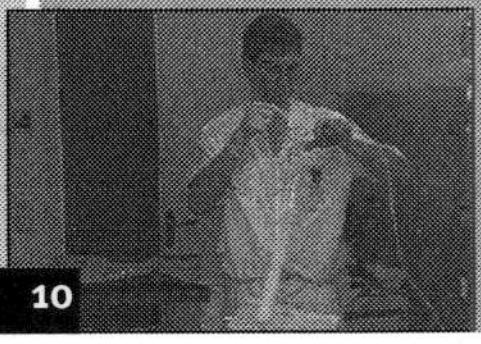
10

PROCEDURE	WERKWIJZE	TOELICHTING	AANDACHTSPUNTEN/ KRITIEKE PUNTEN/ OBSERVATIES
	– Breng de katheter niet-zuigend in en rustig in.	Om beschadigingen van tracheawand of bronchus te voorkomen als gevolg van aanzuigen.	Afhankelijk van de aard van het probleem, de arts of een ervaren verpleegkundige raadplegen.
	– Je mag bij het inbrengen geen grote weerstand voelen.	Om slijmvliesbeschadiging te voorkomen.	Omdat met uitzuigen ook zuurstof wordt weggezogen, wordt een zorgvrager snel 'benauwd'.
	Zet het apparaat aan. Zuig vervolgens intermitterend door met de wijsvinger de opening op de katheter afwisselend open en dicht te houden.	Zodat de katheter zich niet vastzuigt aan de wand van de trachea.	
	Trek de katheter heen-en-weer draaiend tussen duim en middelvinger langzaam terug.	Zodat je de gehele trachea rondgaat.	
	Maximale duur circa 15 seconden.		
	Spoel vervolgens de katheter in fysiologische zoutoplossing door deze in het bakje met fysiologische zoutoplossing te houden en even te zuigen.	Om de katheter te reinigen van secreet.	Inspecteer karakteristieken secreet om te rapporteren of voor onderzoek te bewaren.
	Instilleer zo nodig 5 ml fysiologische zoutoplossing in de trachea m.b.v. een spuit.	Om het slijmvlies te bevochtigen, indien het slijm vastzit of taai is en/of om een flinke hoestprikkel te forceren.	
	Pauzeer 1 tot 3 minuten. Herhaal vervolgens het uitzuigen.	Om de zorgvrager weer op adem te laten komen.	
	Observeer ondertussen het sputum (mogelijkheid van bloeding).	Om te rapporteren of voor onderzoek te bewaren.	

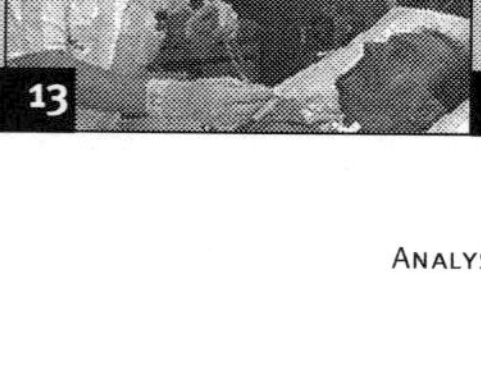
13

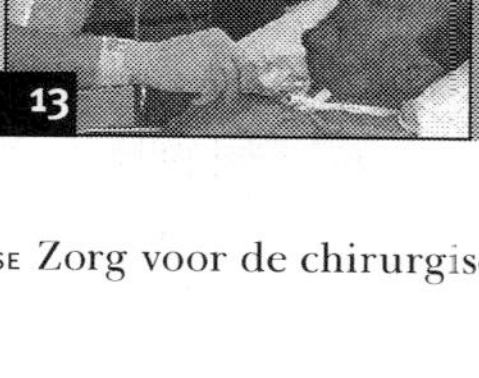
13

PROCEDURE	WERKWIJZE	TOELICHTING	AANDACHTSPUNTEN/ KRITIEKE PUNTEN/ OBSERVATIES
14 Zuig neus/keelholte zo nodig uit.	Zuig de neus- en keelholte uit volgens standaardprocedure.		Nooit dezelfde uitzuigkatheters voor mond/keel en trachea gebruiken, vanwege de verhoogde kans op infecties.
NA			
Zorgvrager			
15 Plaats de zorgvrager in de gewenste houding.	Help de zorgvrager in de gewenste houding.	I.v.m. welbevinden van de zorgvrager.	
	Stel je op de hoogte van het algemene welbevinden, in het bijzonder de pols en ademhalingskwaliteit van de zorgvrager.	I.v.m. eventueel te nemen vervolgacties.	
16 Evalueer en rapporteer.	Bespreek zo mogelijk de ervaringen met de zorgvrager.	I.v.m. continuïteit van zorg.	
	Rapporteer je bevindingen en ook wat de uitgangssituatie was en welke bijzonderheden verder van belang zijn in verband met de continuïteit van zorg.		
Omgeving			
17 Breng de omgeving in orde.	Open de bedgordijnen.		
	Breng het bed weer op de gewenste hoogte en zet het sein uit.		
	Leg het belsysteem binnen handbereik van de zorgvrager.	Om de verpleegkundige te kunnen waarschuwen.	

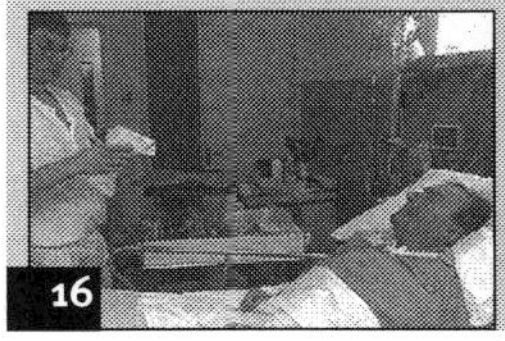
16

PROCEDURE	WERKWIJZE	TOELICHTING	AANDACHTSPUNTEN/ KRITIEKE PUNTEN/ OBSERVATIES
Techniek			
18 Draag zorg voor je materialen.	Reinig het te gebruiken materiaal en gooi disposable materiaal weg in een waterdichte afvalzak.	I.v.m. efficiënt werken. I.v.m. infectiepreventie.	Uitzuigkatheters worden eenmalig gebruikt. Spoelvloeistof (aangebroken) in fles is 24 uur aseptisch te beschouwen. Ga na of er secreet uit mond/keel of trachea voor laboratoriumonderzoek bewaard moet blijven.
19 Was en/of desinfecteer de handen.	Was en/of desinfecteer de handen volgens standaardprocedure.	Ter voorkoming van het overdragen van micro-organismen.	

4.4 Leerresultaten

Controleer of je de onderstaande leerresultaten bereikt hebt en vul deze aan. Als je over sommige resultaten twijfelt, kijk dan nog even de bijbehorende opdrachten na. Pas zo nodig je studieplan voor de volgende hoofdstukken aan.

IK KAN:

1 toelichten welke interventies gewoonlijk in de preoperatieve fase uitgevoerd worden;
2 motiveren wat het doel is van de meest voorkomende interventies in de preoperatieve fase;
3 toelichten met behulp van een voorbeeld hoe ik een zorgvrager op een spoedoperatie voorbereid;
4 toelichten welke categorieën zorgvragers meer risico lopen op postoperatieve complicaties;
5 voor deze categorieën zorgvragers motiveren welke preventiemaatregelen ik kan nemen;
6 vertellen en toelichten waaruit de verpleegkundige voorbereiding van een zorgvrager op de anesthesie bestaat;
7 toelichten met behulp van voorbeelden hoe ik het geven van informatie afstem op de zorgvrager;
8 motiveren welke observaties normaal gesproken postoperatief van belang zijn;
9 toelichten welke observaties bij een zorgvrager na algehele narcose van belang zijn;
10 op basis van gegeven observaties van een zorgvrager motiveren of deze binnen het normale postoperatieve verloop voor de zorgvrager vallen;
11 toelichten op basis van welke gegevens ik een arts inschakel in de postoperatieve fase;
12 benoemen en toelichten welke postoperatieve complicaties frequent voorkomen;
13 motiveren wat de rol van de verpleegkundige is ten aanzien van het voorkomen van postoperatieve complicaties;
14 met behulp van een voorbeeld duidelijk maken hoe ik handel bij postoperatieve complicaties;
15 vertellen en toelichten wat van belang is in de zorg voor zorgvragers die in tractie verpleegd worden;
16 aangeven wat het betekent voor een zorgvrager een tracheastoma te hebben en toelichten hoe ik hiermee omga;
17 toelichten welke verpleegkundige zorg voor zorgvragers met een tracheacanule postoperatief van belang is;
18 toelichten wat de kritieke punten zijn bij het verzorgen van een tracheacanulewond;
19 toelichten hoe ik een tracheacanule uitzuig en wat de kritieke punten zijn;
20 toelichten hoe ik aandacht kan besteden aan het bevorderen van de autonomie van een zorgvrager;
21 …
22 …
23 …

5 Zorg voor een zorgvrager met een operatiewond

5.1 Inleiding

In dit hoofdstuk ga je je verdiepen in de zorg voor een zorgvrager met een operatiewond. Deze operatiewond is een snijwond. Wonden kunnen we indelen op basis van kleur, in rode, gele en zwarte wonden. De zorg die men geeft aan een zorgvrager met een wond wordt onder andere bepaald door de soort wond die hij heeft. In het cahier *Wondverzorging* en de Thematische cd-rom *Wondverzorging* komt de verzorging van deze verschillende soorten wonden aan de orde.

In het kader van de chirurgische zorgvrager komt in dit hoofdstuk de verzorging van de rode wond met drain aan de orde. Een rode wond heeft een schoon wondoppervlak en een gezonde granulatiebodem. Het doel van wondverzorging is erop gericht om:

- wondinfecties te voorkomen
- de wond te beschermen tegen uitdrogen
- de wond te beschermen tegen beschadiging
- de wond te beschermen tegen besmetting van buitenaf
- de omgeving te beschermen tegen het ontstaan van kruisinfecties
- weefselherstel te bevorderen.

Om de wondranden te sluiten worden vaak hechtingen aangebracht. Na 7 tot 10 dagen worden deze door een verpleegkundige verwijderd in opdracht van de arts.

Bij het verplegen van zorgvragers met een operatiewond is niet alleen het verzorgen van de wond van belang, maar tevens dien je aandacht te besteden aan de angst en pijn van de zorgvrager. In het volgende hoofdstuk komen deze aspecten van zorg /verpleegkundige diagnoses naar voren.

Met behulp van de studieopdrachten in paragraaf 5.2 krijg je inzicht in de algemene en lokale factoren die van belang zijn voor de zorg rondom de rode wond met een drain en de gehechte wond. In paragraaf 5.3 tref je de inhoudelijke analyses van de verzorging van de rode wond met drain en de gehechte wond aan.

5.2 Studieopdrachten

Maak de in deze paragraaf geformuleerde studieopdrachten over het verzorgen van een wond met drain en het verwijderen van hechtingen volgens planning. Op de de Thematische cd-rom *Wondverzorging* kun je veel informatie vinden die je kunt gebruiken bij het maken van de opdrachten. Zie voor aanvullende informatie de bronnen die in hoofdstuk 11 genoemd worden.

[TOEPASSINGSTAAK]

5.2.1 De juiste volgorde

Meneer Kaandorp is drie dagen geleden geopereerd. Zijn blinde darm is verwijderd. De wond is gehecht, hij heeft een wonddrain voor de afvoer van overtollig wondvocht. De wond geneest voorspoedig. De hechtingen mogen nog niet verwijderd worden. Op zijn rechterarm heeft meneer Kaandorp een schaafwond van voor zijn operatie. Na de operatie bleek deze wond geïnfecteerd te zijn (rood en wat geelachtig beslag). Meneer Kaandorp is zeer betrokken bij zijn genezingsproces en vraagt herhaaldelijk hoe hij kan meewerken aan zijn genezingsproces. Hij is behoorlijk geschrokken van de ontsteking van zijn schaafwond: "Heb ik dat veroorzaakt?"
Tanja is stagiaire en heeft de zorg voor meneer Kaandorp. Volgens haar begeleidster kan zij zelfstandig de wonden van meneer Kaandorp verzorgen en hem informatie geven over hoe hij kan meehelpen kruisinfecties te voorkomen. Als voorbereiding bespreekt Tanja met haar begeleidster haar voorgenomen handelwijze.

1 a Welke vragen zou jij stellen om tot een goede handelwijze te komen? Licht je antwoorden op de vragen toe.

1 b Noteer concrete aanpassingen in de inhoudelijke analyse *Verzorging van de rode wond – met drain* voor de werkwijze bij en met meneer Kaandorp. Licht dit toe.

[TOEPASSINGSTAAK]

5.2.2 Kruisinfecties voorkomen

Het verband van een wond dient geregeld verwisseld te worden. Hoe vaak een verband moet worden verwisseld hangt af van het soort verband, het doel van het verband en de staat van verontreiniging van het verband. Als je een verband verwisselt, is het belangrijk om hygiënisch te werken. Je moet voorkomen dat de wond geïnfecteerd wordt of dat de omgeving van de zorgvrager besmet wordt. Als je na de wondverzorging niet de handen wast en/of desinfecteert bestaat de kans dat je een andere zorgvrager besmet. Door deze kruisinfectie worden micro-organismen van een besmette wond overgebracht naar een schone wond.

2 a Naast het wassen en/of desinfecteren van de handen, kun je nog meer preventieve maatregelen nemen om kruisinfectie te voorkomen. Noteer hieronder nog drie andere maatregelen en geef aan waarom je de maatregel zou nemen. Geef allereerst aan waarom je de handen moet wassen en/of desinfecteren.

2 b Ga in de inhoudelijke analyse *De verzorging van een rode wond – met drain* na op welke wijze rekening is gehouden met preventieve maatregelen tegen kruisinfectie. Noteer dit. Welke lijken je moeilijk te hanteren en waarom?

[TOEPASSINGSTAAK]

5.2.3 Afvoer van secreten

Meneer Kaandorp (5.2.1) heeft een wonddrain om secreten (pus, wondvocht, bloed enz.) die niet worden geresorbeerd af te voeren. Er komt nog behoorlijk wat wondvocht uit de wond. Het is nu de vierde dag na de operatie. De arts heeft de opdracht gegeven om de drain de vierde dag na de operatie bij meneer Kaandorp te verwijderen.

3 a Bediscussieer met medestudenten of je de drain bij meneer Kaandorp zult verwijderen. Beargumenteer je keuze.

3 b Op school heb je geleerd dat een tampon of een absorberend verband (of een hydrocolloïd verband) ook kan worden gebruikt om overtollig vocht uit een wond te resorberen. In welk geval wordt de voorkeur gegeven aan een tampon, absorberend verband of aan een hydrocolloïd verband? Beargumenteer je mening met behulp van de handboeken en de cd-rom *Wondverzorging*.

3 c Ga in de handboeken of op de cd-rom *Wondverzorging* na hoe je een drain moet verwijderen. Licht concrete aandachtspunten voor het verwijderen van de drain bij meneer Kaandorp toe.

[TOEPASSINGSTAAK]

5.2.4 Preventie van irritaties van de drain

Meneer Kolen heeft een heupoperatie gehad. De wond is voorzien van een drain en er komt nogal wat vocht uit. De huid om de uitgang van de drain is geïrriteerd. Je gaat de insteekopening opnieuw verbinden. Meneer Kolen is erg oplettend, omdat hij na een vorige operatie een flinke wondinfectie heeft gehad. Nu hij weer een infectie dreigt te krijgen is hij zeer geïrriteerd en is hij boos op verpleegkundige Jos. Volgens hem is hij de schuldige: "Jos doet maar wat, de ene keer wast hij wel zijn handen voordat hij begint en de andere keer niet. Volgens mij is het een flierefluiter." Hij vraagt aan jou hoe de insteekopening anders ontstoken kan zijn. Ook wil hij weten wat hij kan doen om verergering van de irritatie te voorkomen.

4 a Op welke wijze ga je te werk bij de verzorging en het verbinden van de insteekopening van meneer Koolen?

4 b Noem drie maatregelen die je kunt treffen ter voorkoming van huidirritaties. Motiveer je keuze.

4 c Welke maatregelen neem je om complicaties te voorkomen en hoe benader je de geïrriteerde meneer Kolen?

[STUDIETAAK]

5.2.5 Passief versus actief

Er is een verschil tussen actieve en passieve drainage. Bij aansluiting op een vacuümsysteem of een elektrisch afzuigapparaat wordt er actief wondsecreet afgezogen. Wanneer de drain eindigt in een absorberend verband of wanneer een opvangreservoir lager hangt dan de top van de drain (wet van communicerende vaten) is er sprake van een passieve drainage. Bij aansluiting op een vacuümsysteem is het belangrijk om regelmatig de hoeveelheid wondsecreet te meten. Dat gebeurt door het aflezen van de hoeveelheid op de schaalverdeling van de fles. De hoeveelheid afscheiding en eventuele andere bijzonderheden worden in het verpleegkundig dossier genoteerd. De fles wordt regelmatig verwisseld, vaak op een afgesproken tijdstip.

5 a Zoek uit welke verschillende soorten drains er zijn en licht hun werking toe.

5 b Noteer welke complicaties er kunnen ontstaan bij een zorgvrager met een drain. Licht toe hoe deze kunnen ontstaan.

5 c Bekijk in de literatuur welke werkwijze voor het verwisselen van de fles wordt genoemd. Schrijf de handeling hieronder in steekwoorden op.

5 d Als een drain niet meer nodig is, wordt deze door de verpleegkundige na overleg met de arts verwijderd. Na hoeveel dagen kan een drain in de regel worden verwijderd wanneer er geen complicaties optreden? Noteer de werkwijze (de techniek) bij het verwijderen van een drain.

[TOEPASSINGSTAAK]

5.2.6 Pijn bij de wonddrain

Bij meneer Ypkema werd een aantal maanden geleden een darmcarcinoom vastgesteld. Dit heeft een diepe indruk op hem gemaakt. Hij kan moeilijk accepteren dat hem dat moet overkomen. Meneer Ypkema is deze week geopereerd om het carcinoom weg te nemen. De arts besloot het vele wondvocht in de buik van meneer Ypkema met een drain af te voeren. Meneer Ypkema heeft veel pijn door de drain en vraagt zich af of de operatie geslaagd is. Hij durft zich nauwelijks te bewegen, omdat hij bang is dat de drain bekneld raakt of uit de buik schiet.

6 a Waar zou de pijn door de drain vandaan kunnen komen? Welke maatregelen zou je treffen om de pijn te verminderen en waarom? Welke informatie geef je meneer Ypkema?

[STUDIETAAK]

5.2.7 Onderscheid in hechtingen

Een hechting is een lichaamsvreemd voorwerp en mag niet te lang blijven zitten. Bij een voldoende geheelde wond worden hechtingen gewoonlijk binnen 7-10 dagen na het aanbrengen verwijderd. Het tijdstip waarop hechtingen verwijderd mogen worden is afhankelijk van een aantal factoren. Hechtingen in het gezicht kunnen reeds na 3-5 dagen worden verwijderd omdat hier de bloedvoorziening erg goed is. Daarentegen blijven de hechtingen op de rug het langst zitten vanwege de slechte doorbloeding.

7 a Naast de bloedvoorziening is er nog een aantal andere factoren die mede bepalen wanneer de hechtingen verwijderd mogen worden. Noteer er drie en licht toe waarom die factoren van invloed zijn.

7 b Er bestaan verschillende methoden om wonden te hechten met draad. Zoek in een handboek verpleegkunde op welke methoden bestaan om een wond met draad te hechten. Op welke wijze zijn deze methoden van invloed op het verwijderen van de hechtingen?

7 c Bestudeer de inhoudelijke analyse *Verzorging van de gehechte wond* (5.3.2) en de gehechte wond op de cd-rom *Wondverzorging*. Noteer hieronder de wijze waarop de draden uit de huid gehaald moeten worden en geef aan waarom dat op die wijze moet gebeuren.

7 d Behalve het hechten met verschillende soorten draad kunnen agrafen of nietjes worden gebruikt. Noteer op welke wijze agrafen en nietjes in de huid worden aangebracht en op welke wijze ze worden verwijderd uit de huid.

[TOEPASSINGSTAAK]

5.2.8 Hechtingen verwijderen ja of nee

Jan Gijpstra (22) heeft een ongeval gehad. Hij heeft zijn linkerbeen ernstig gebroken. Het been is gezet met een externe fixateur. Daarnaast heeft hij wonden op zijn rug en linkerarm die gehecht zijn. In principe mogen de hechtingen na 7-10 dagen verwijderd worden. Het is vandaag de zevende dag na het ongeval. Tijdens de overdracht krijg jij van je begeleidster de opdracht om zo mogelijk de hechtingen te verwijderen en de wonden te verbinden. Jan is erg bang voor pijn dus hij vraagt precies wat je gaat doen en of het pijn doet. Hij ziet erg op tegen het verwijderen van de hechtingen.

8 a Waarvan is het afhankelijk of je de hechtingen zult verwijderen?

8 b Hoe ga je te werk bij Jan? Welke informatie geef je hem? Hoe ga je om met zijn angst voor pijn?

8 c Als de hechtingen verwijderd mogen worden hoe verwijder je de hechtingen dan? Waarvan is dat afhankelijk?

8 d Moeten de wonden na het verwijderen van de hechtingen verbonden worden? Zo ja, hoe?

5.3 Inhoudelijke analyses

5.3.1 Verzorging van de rode wond – met drain

PROCEDURE	WERKWIJZE	TOELICHTING	AANDACHTSPUNTEN/ KRITIEKE PUNTEN/ OBSERVATIES
VOOR			
Zorgvrager			
1 Raadpleeg het verpleegkundig dossier.	Bepaal welk type wond het betreft (rood, geel of zwart).	Om te bepalen welke benodigdheden noodzakelijk zijn.	Als de arts de wond wil zien, verzorg de wond dan tijdens het visitelopen.
	Informeer je over instructies en richtlijnen m.b.t. de wijze van verbinden.	Om continuïteit van de zorg te waarborgen.	
	Controleer datum en tijd.		
	Inventariseer benodigde verbandmaterialen.		Sommige verbanden, zoals postoperatieve verbanden, mogen de eerste tijd niet verwijderd worden. Let op de instructies!
	Ga na of de zorgvrager allergisch is voor hechtpleister, jodium of andere lokaal aan te wenden medicamenten.		
	Controleer of er een wonddrain is aangebracht.		
	Bepaal de noodzaak van medicatie.	Vermindert pijn en bevordert ontspanning.	Medicatie moet over het algemeen 10 minuten of langere tijd voorafgaand aan het verbinden gegeven worden.
2 Bereid de zorgvrager voor.	Ga eventuele ervaringen van de zorgvrager na.	Informatie vermindert vaak de angst, bevordert het meewerken en vergroot de mogelijkheden tot zelfzorg.	Ga na of de zorgvrager de informatie begrijpt.
	Geef zo nodig informatie over doel en procedure van de handeling.		Onderken schaamtegevoelens bij de zorgvrager.

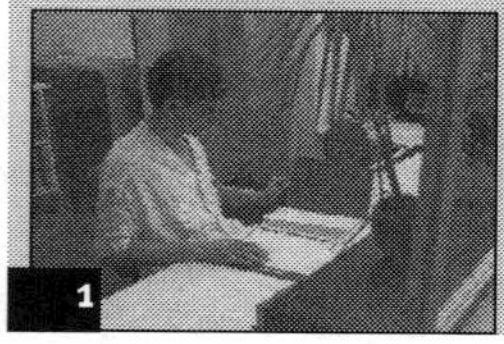
1

PROCEDURE	WERKWIJZE	TOELICHTING	AANDACHTSPUNTEN/ KRITIEKE PUNTEN/ OBSERVATIES
	Ga na in hoeverre de zorgvrager op de hoogte is van wondverzorging.		Houd rekening met verschillen tussen mensen in het ervaren van, en het reageren op, pijn.
	Geef aan hoe de zorgvrager kan meewerken.		Houd rekening met de zorgvrager als deze de wond voor het eerst ziet.
			Vraag bij onrustige zorgvragers steun van een collega.
	Geef eventuele medicatie.	I.v.m. vermindering van pijn tijdens de verzorging.	
3 Vraag/help de zorgvrager in de gewenste houding.	Zorg ervoor dat de wond voldoende belicht wordt en de zorgvrager zo prettig mogelijk ligt.	Om wondinspectie goed uit te voeren. Bevordert ontspanning bij de zorgvrager.	Ontbloot alleen dat lichaamsdeel waar de wond zich bevindt om afkoeling te voorkomen.
Omgeving			
4 Breng de omgeving in orde.	Zet het sein aan.	Zodat je bereikbaar blijft.	
	Sluit bedgordijnen, ramen en deuren.	Om de privacy te waarborgen.	
	Breng het bed op werkhoogte.	Voor een optimale werkhouding.	
	Plaats een schoon werkblad naast het bed.	Voor het plaatsen van de (steriele) materialen.	
Techniek			
5 Was en/of desinfecteer de handen.	Was en/of desinfecteer de handen volgens standaardprocedure.	Ter voorkoming van het overdragen van micro-organismen.	Trek eventueel een overschort aan om kruisinfecties te voorkomen.

PROCEDURE	WERKWIJZE	TOELICHTING	AANDACHTSPUNTEN/ KRITIEKE PUNTEN/ OBSERVATIES
6 Verzamel en controleer de benodigdheden.	Pak en controleer benodigdheden: – steriele gazen/hydrocolloïd – niet-steriele handschoenen – fysiologische zoutoplossing – zo nodig huidbeschermend middel – hechtpleister – schaar – splitkompressen – afvalzak – steriel pincet.	Werkt efficiënt en je hoeft dan niet weg tijdens de verzorging.	Ga, indien er geen duidelijke instructies in het dossier staan, nauwkeurig na welke verbandmaterialen voor de wond gebruikt moeten worden. Controleer steriele verpakkingen op beschadigingen, datum en steriliteitsindicator. Controleer de andere materialen op het schoon en intact zijn. Plaats de afvalzak zo dat je niet met het vuile materiaal over het schone hoeft te reiken.
TIJDENS			
Zorgvrager			
7 Observeer en begeleid de zorgvrager tijdens de handeling.	Informeer de zorgvrager zoveel mogelijk tijdens de handeling en ga in op vragen.	Om angst te verminderen en medewerking te krijgen.	Geef altijd voldoende informatie.
	Let op reacties van pijn, ongemak, schrik, verwondering en blijdschap en reageer hierop.	Om je acties aan te passen.	
Omgeving			
Geen bijzonderheden.			
Techniek			
8 Leg de benodigdheden klaar en richt een steriel werkveld in.	Leg de benodigdheden zo op het werkvlak dat je deze gemakkelijk en veilig kunt pakken.	Om aseptisch te kunnen werken.	Reik nooit met vuile spullen over schone materialen.
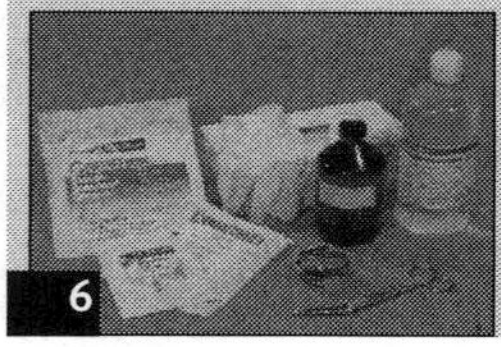 6			

PROCEDURE	WERKWIJZE	TOELICHTING	AANDACHTSPUNTEN/ KRITIEKE PUNTEN/ OBSERVATIES
	Werk steriel door de verpakking gedeeltelijk te openen.		Bij gebruik van kant-en-klare steriele sets kun je het materiaal zonder verpakking laten vallen of met een steriel pincet eruit pakken op het steriele werkveld. Zorg ervoor dat je het steriele werkveld en materiaal niet aanraakt.
	Pak dan het steriele materiaal met een steriel pincet uit de verpakking.		
9 Verwijder en inspecteer het oude verband.	Help de zorgvrager bij het ontbloten van het lichaamsdeel met de wond.		
	Doe niet-steriele handschoenen aan.		
	Verwijder de pleister(s) door deze in de richting van de wond te trekken. Houd met de andere hand de huid van de zorgvrager vast.	Zo bescherm je nieuw gevormd weefsel, voorkom je spanning van de wondnaad en beperk je pijn.	Gaas dat aan de wond vastgeplakt is, kan met spoelvloeistof worden losgeweekt.
	Bekijk de afscheiding van het oude verband op hoeveelheid, soort, geur en kleur.	Om veranderingen in de wondtoestand te signaleren.	
	Werp het verband en de handschoenen in de afvalzak en sluit deze.	Om risico en normaal afval te scheiden.	
10 Controleer de wond/insteekopening en omliggende huid.	Controleer de wond op tekenen van infectie, hematoomvorming en het wijken van de wondranden.	Je kunt dan adequaat het proces van wondgenezing beïnvloeden.	Inspecteer bij een wond met een drain zorgvuldig de insteekopening. Waarschuw de arts bij opvallende veranderingen. Ook als de zorgvrager over plotselinge, nieuwe of verhevigde pijn klaagt.
	Controleer de omliggende huid op beschadiging, allergische reacties, kleur, turgor en temperatuur.		

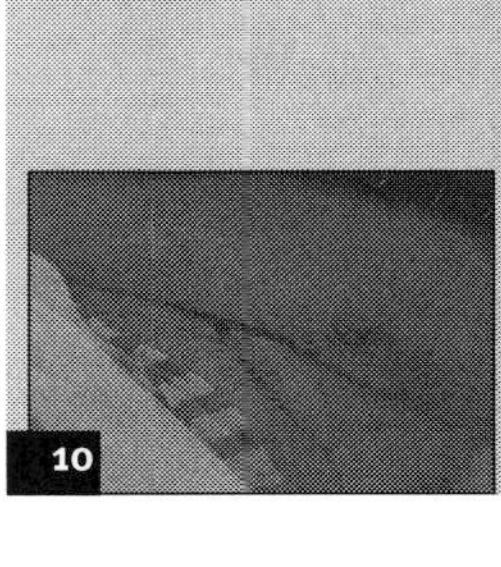

10

PROCEDURE	WERKWIJZE	TOELICHTING	AANDACHTSPUNTEN/ KRITIEKE PUNTEN/ OBSERVATIES
11 Maak de wond/ insteekopening schoon.	Doe niet-steriele handschoenen aan.	I.v.m. hygiëne.	Indien de zorgvrager een verstoorde immuniteit heeft, dienen de regels voor aseptisch handelen gehanteerd te worden. Trek dan wel steriele handschoenen aan en voorkom verspreiding van micro-organismen.
	Maak de wond van binnen naar buiten schoon.	Van het schone naar het vuile gebied werken. Op de huid zitten bij een rode wond de meeste micro-organismen.	Als het wondje van de drain geel is, maak het dan van buiten naar binnen schoon.
	Maak de omgeving rond de insteekopening schoon.		
	Gebruik voor elke veeg een nieuw gaasje en gooi het direct in de afvalzak.		
12 Dek de wond/ insteekopening af.	Breng zo nodig huidbeschermend middel aan.		
	Pak steriele of hydrocolloïd gazen bij de uiteinden vast.	Om zo steriel te werken.	
	Leg de gazen op de wond. Begin in het midden en zorg ervoor dat de gazen 2,5 cm over de wondranden reiken.	Ter bescherming tegen micro-organismen.	Als de steriele gazen zijn neergelegd mogen ze niet meer worden verschoven. De gazen moeten gelijkmatig over de wond worden verspreid.
	Leg om de drain twee splitkompressen met de inkepingen om en om.	Zo wordt de wond goed afgeschermd.	

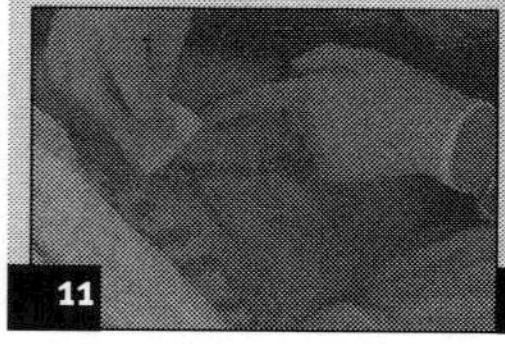
11

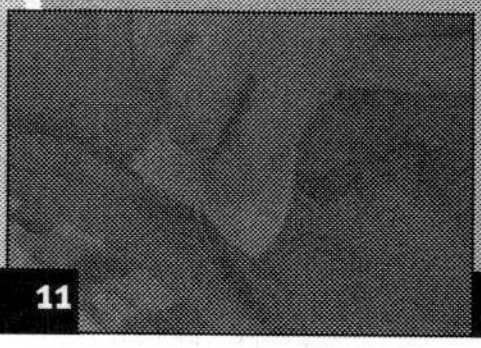
11

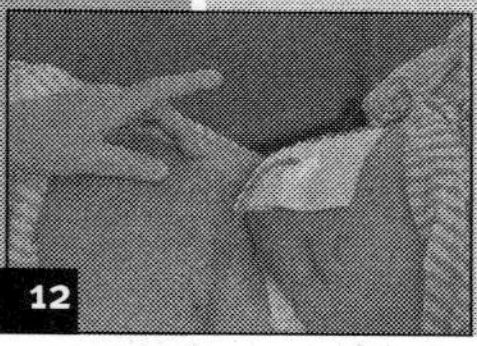
12

PROCEDURE	WERKWIJZE	TOELICHTING	AANDACHTSPUNTEN/ KRITIEKE PUNTEN/ OBSERVATIES
13 Fixeer het verband.	Doe de handschoenen uit en gooi ze direct in de afvalzak.		Vermijd overmatig gebruik van pleisters i.v.m. irritaties. Gebruik zo nodig huidvriendelijke pleisters.
	Plak de randen van het verband af met een pleister of gebruik ander fixerend materiaal.	Goed bevestigde verbanden beschermen de wond en zorgen voor betere absorptie van het wondvocht.	Houd rekening met de bewegingsmogelijkheden van de zorgvrager. Stem lengte en breedte van het fixatiemateriaal daarop af. Voorkom te grote druk op de wond en wondranden. Dit is slecht voor de bloedcirculatie.
NA			
Zorgvrager			
14 Vraag/help de zorgvrager in een comfortabele houding.	Help de zorgvrager in de door hem gewenste houding.	Stimuleert het welbevinden van de zorgvrager.	
	Plaats het kastje en andere spullen (bijv. oproepsysteem) binnen handbereik.		
15 Evalueer de verleende zorg en geef informatie.	Vraag de zorgvrager of het verband prettig zit.	Om de zorg bij te stellen.	
	Bespreek de ervaringen van de zorgvrager.		
	Informeer de zorgvrager over het proces van wondgenezing.		
16 Rapporteer.	Rapporteer bijzonderheden zoals de reacties van de zorgvrager, de conditie van de wond en het gebruik van andere materialen.	Om continuïteit van de zorg te waarborgen.	Schrijf concrete instructies bij wijziging van de wondverzorging.

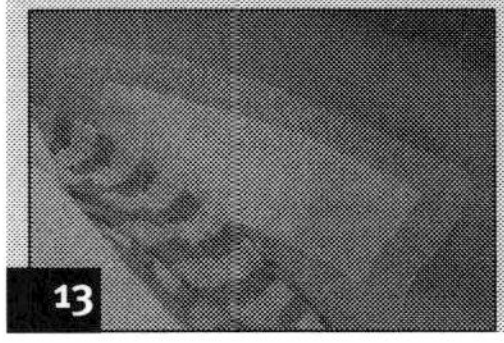
13

PROCEDURE	WERKWIJZE	TOELICHTING	AANDACHTSPUNTEN/ KRITIEKE PUNTEN/ OBSERVATIES
Omgeving			
17 Breng de omgeving in orde.	Breng het bed op de gewenste hoogte. Open bedgordijnen, ramen en deuren. Zet het sein uit.	Stimuleert het welbevinden van de zorgvrager.	
Techniek			
18 Maak de materialen schoon en ruim op.	Maak voor herhaald gebruik bestemde materialen huishoudelijk schoon of desinfecteer zo nodig. Deponeer de afvalzak met vuil verband in de risicoafvalbak.	Werkt hygiënisch.	
19 Was en/of desinfecteer de handen.	Was en/of desinfecteer volgens standaardprocedure.	Ter voorkoming van het overdragen van micro-organismen.	

5.3.2 Verzorging van de gehechte wond

In deze analyse gaan we uit van het verwijderen van individueel geknoopte hechtingen. Voor een andere wijze van hechten dien je stap 11 aan te passen.

PROCEDURE	WERKWIJZE	TOELICHTING	AANDACHTSPUNTEN/ KRITIEKE PUNTEN/ OBSERVATIES
VOOR			
Zorgvrager			
1 Raadpleeg het verpleegkundig dossier.	Bepaal welk type hechtingen gebruikt zijn.	Om te bepalen welke benodigdheden noodzakelijk zijn.	Voor elk type hechting zijn er speciale benodigdheden ter verwijdering. Agrafen bijvoorbeeld worden verwijderd met behulp van een speciale tang.
	Informeer je over instructies en richtlijnen met betrekking tot de wijze van het verwijderen van de hechtingen.	Om continuïteit van de zorg te waarborgen.	
	Inventariseer benodigde materialen.		
	Ga na of de zorgvrager allergisch is voor hechtpleister, jodium of ander lokaal aan te wenden medicamenten.		
	Bepaal noodzaak van medicatie.		
2 Bereid de zorgvrager voor.	Ga eventuele ervaringen van de zorgvrager na.		
	Geef informatie over doel en procedure van de handeling.	Informatie vermindert meestal de angst, bevordert het meewerken en vergroot de mogelijkheden tot zelfzorg.	Ga na of de zorgvrager de informatie begrijpt. Houd rekening met de zorgvrager als deze de wond voor het eerst ziet.
	Ga na in hoeverre de zorgvrager op de hoogte is van het verwijderen van hechtingen.		
	Geef aan hoe de zorgvrager kan meewerken.		

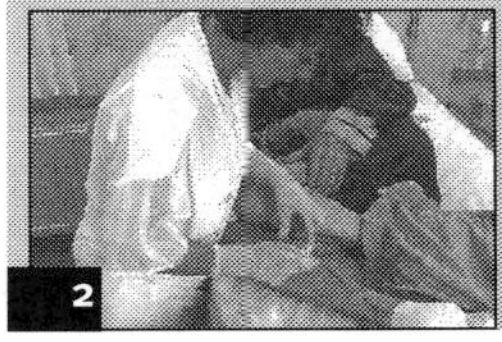
2

PROCEDURE	WERKWIJZE	TOELICHTING	AANDACHTSPUNTEN/ KRITIEKE PUNTEN/ OBSERVATIES
3 Vraag/help de zorgvrager in de gewenste houding.	Zorg ervoor dat de wond voldoende belicht wordt en de zorgvrager zo prettig mogelijk ligt.	Om de wondinspectie goed uit te kunnen voeren en ontspanning te bevorderen bij de zorgvrager.	Ontbloot alleen dat lichaamsdeel waar de wond zich bevindt om afkoeling te voorkomen.
Omgeving			
4 Breng de omgeving in orde.	Zet het sein aan.	Zodat je bereikbaar blijft.	
	Sluit bedgordijnen, ramen en deuren.	Om de privacy te waarborgen.	
	Breng het bed op werkhoogte.	Voor een optimale werkhouding.	
	Plaats een schoon werkblad naast het bed.	Voor het plaatsen van de (steriele) materialen.	
Techniek			
5 Was en/of desinfecteer de handen.	Was en/of desinfecteer de handen volgens standaardprocedure.	Ter voorkoming van het overdragen van micro-organismen.	Trek eventueel een overschort aan om kruisinfecties te voorkomen.
6 Verzamel en controleer de benodigdheden.	Pak en controleer de benodigdheden: – schoon pincet – schone stitchcutter of spitsstompe schaar – zwaluwstaartjes – onderlegger (celstofmatje) – afvalzak – zo nodig gaaskompressen – zo nodig fixatiemateriaal – zo nodig steriele oplossing NaCl 0,9% – niet-steriele handschoenen.	Je hoeft dan niet weg tijdens de handeling.	Als er geen duidelijke instructies in het dossier staan over de benodigde materialen, ga dan nauwkeurig na welke materialen voor de wond gebruikt worden. Controleer de materialen op het schoon en intact zijn. Plaats de afvalzak zo dat je niet met het vuile materiaal over het schone hoeft te reiken. Bij zorgvragers van wie de immuniteit verstoord is, dien je de regels van asepsis te hanteren.

PROCEDURE	WERKWIJZE	TOELICHTING	AANDACHTSPUNTEN/ KRITIEKE PUNTEN/ OBSERVATIES
			D.w.z. steriele handschoenen aan en voor het verwijderen van de hechtingen reinigen van de wond met jodium. Als de zorgvrager overgevoelig is voor jodium, gebruik dan alcohol 70% Verzamel aangepaste benodigdheden: – steriele handschoenen – jodium of alcohol 70% – steriel pincet – steriele stitchcutter of spitsstompe schaar.
TIJDENS			
Zorgvrager			
7 Observeer en begeleid de zorgvrager tijdens de handeling.	Informeer de zorgvrager zoveel mogelijk tijdens de handeling en ga in op vragen.	Om angst te verminderen en medewerking te krijgen.	
	Let en reageer op reacties van pijn, ongemak, schrik, verwondering en blijdschap.	Om je acties aan te passen.	
Omgeving			
Geen bijzonderheden.			
Techniek			
8 Leg de benodigdheden klaar.	Leg de benodigde materialen zo op het werkvlak dat je deze gemakkelijk en veilig kunt pakken.	Zodat je efficiënt kunt werken en niet met vuile spullen over schone materialen hoeft te reiken.	
9 Verwijder en inspecteer het oude verband.	Help de zorgvrager bij het ontbloten van het lichaamsdeel met de wond.		

PROCEDURE	WERKWIJZE	TOELICHTING	AANDACHTSPUNTEN/ KRITIEKE PUNTEN/ OBSERVATIES
	Doe niet-steriele handschoenen aan.	I.v.m. hygiëne.	
	Verwijder de pleister(s) door in de richting van de wond te trekken. Met de andere hand houd je de huid van de zorgvrager vast.	Zo bescherm je nieuw gevormd weefsel, voorkom je spanning van de wondnaad en beperk je pijn.	
	Bekijk de afscheiding van het oude verband op hoeveelheid, soort, geur en kleur.	Om veranderingen van de wond te signaleren.	Gaas dat aan de wond is vastgeplakt, kan met spoelvloeistof worden losgeweekt.
	Werp het verband in de afvalzak en sluit deze.	Om risico en normaal afval te scheiden.	
10 Controleer de wond en de omliggende huid.	Controleer de wond op openingen, tekenen van infectie, afscheiding, ontstekingen of ingegroeide hechtingen. Controleer de omliggende huid op beschadiging, allergische reacties, kleur, turgor en temperatuur.	Om te bepalen of de hechtingen inderdaad verwijderd mogen worden.	Bij onverwachte veranderingen (bijv. beginnende infectie) eerst de arts raadplegen voordat je verder gaat met de handeling. Doe dat ook als de zorgvrager plotselinge, nieuwe of verhevigde pijn aangeeft.
11 Verwijder de individueel geknoopte hechtingen.	Verwijder de individueel geknoopte hechtingen: – trek met een pincet de knoop van de hechting iets omhoog		Let op de verschillende wijzen van hechten (individuele hechtingen of één draad). Bij elke hechtmethode is de manier van verwijderen anders. Let op instructies van de arts.
	– knip/snijd de draad vlak boven de huid onder de knoop af	Zodat het door te knippen of te snijden gedeelte net zichtbaar is.	
	– trek de hechting met een vloeiende beweging uit de huid aan het zichtbare deel, zodanig dat het zichtbare deel van de draad niet door de wond gaat	Om de zorgvrager zo min mogelijk pijn te doen.	Let erop dat je niet het knoopje van de hechtdraad door de wond haalt.

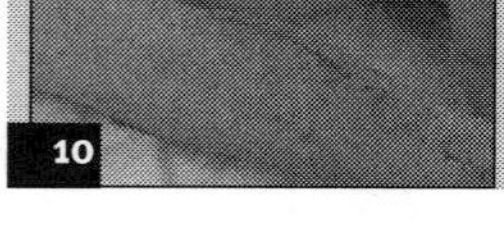

10

PROCEDURE	WERKWIJZE	TOELICHTING	AANDACHTSPUNTEN/ KRITIEKE PUNTEN/ OBSERVATIES
	– deponeer de hechtdraad in de afvalzak. Ga verder met het om en om verwijderen van de individueel geknoopte hechtingen. Doe eerst de oneven, vervolgens de even hechtingen.	Mocht de wondnaad gaan wijken, dan blijft er enige steun.	
	Verwijder bij individueel geknoopte hechtingen de eerste en de laatste hechting het laatst.	Om inscheuring van de huid te voorkomen.	Bij zorgvragers van wie de immuniteit verstoord is, dien je vooraf aan het verwijderen van de hechtingen, de wond te desinfecteren met jodium. Gebruik hiervoor per streek een nieuw gaasje en gooi deze direct in de afvalzak. Als de zorgvrager overgevoelig is voor jodium, gebruik dan alcohol 70%.
12 Controleer de wondnaad en reinig de wond.	Observeer of de wondranden niet wijken. Breng eventueel ter versteviging zwaluwstaartjes aan. Reinig eventueel de wond van bloedkorstjes enz. met een steriele oplossing NaCl 0,9%. Bedek eventueel de wond met een steriel gaasje als de wond wat wondvocht afgeeft, als de wondnaden zijn geweken (dehysentie) of als er zwaluwstaartjes zijn gebruikt.	Ter voorkoming van inscheuren wondranden.	Stop met het verwijderen van de hechtingen als de wondranden wijken en waarschuw direct de arts. Deze kan de eventuele schade herstellen.

11

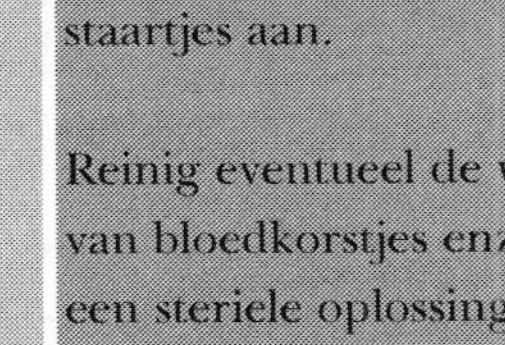
12

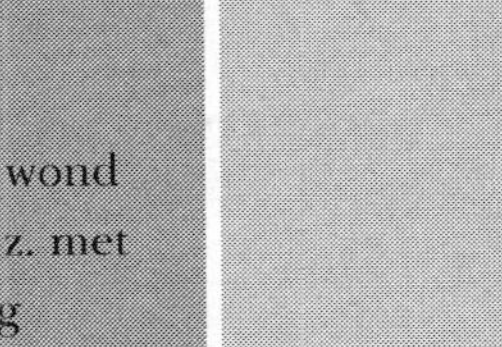
12

PROCEDURE	WERKWIJZE	TOELICHTING	AANDACHTSPUNTEN/ KRITIEKE PUNTEN/ OBSERVATIES
NA			
Zorgvrager			
13 Vraag/help de zorgvrager in een comfortabele houding.	Help de zorgvrager in de door hem gewenste houding.	Stimuleert het welbevinden van de zorgvrager.	
14 Evalueer de verleende zorg en geef informatie.	Bespreek ervaringen van de zorgvrager. Vertel de zorgvrager hoe er verder met de wond kan worden omgegaan.	Om de zorg bij te stellen.	
15 Rapporteer.	Rapporteer bijzonderheden, zoals reacties van de zorgvrager en conditie van de wond.	Om continuïteit van de zorg te waarborgen.	
Omgeving			
16 Breng de omgeving in orde.	Plaats het kastje en andere spullen binnen handbereik. Breng het bed op de gewenste hoogte. Open bedgordijn en zet het sein uit.	Stimuleert het welbevinden van de zorgvrager.	
Techniek			
17 Maak de materialen schoon en ruim op.	Maak voor herhaald gebruik bestemde materialen huishoudelijk schoon.	I.v.m. hygiënisch te werken. Deponeer de afvalzak met vuil verband zo nodig in de risicoafvalbak.	
18 Was en/of desinfecteer de handen.	Was en/of desinfecteer de handen volgens standaardprocedure.	Ter voorkoming van het overdragen van micro-organismen.	

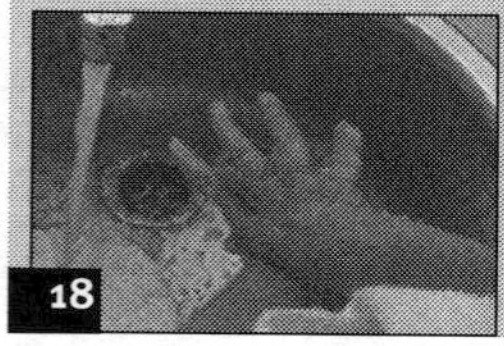
18

5.4 Leerresultaten

Controleer of je de onderstaande leerresultaten bereikt hebt; vul deze aan. Als je over sommige resultaten twijfelt, kijk dan nog even de bijbehorende opdrachten na. Ga ook na of je volgens de studieplanning werkt of dat je de planning en wijze van studeren moet aanpassen.

IK KAN:

1. toelichten op welke wijze ik schone en vuile wonden schoonmaak;
2. toelichten op welke wijze ik kruisinfecties bij wondverzorging voorkom;
3. het doel van een drain uitleggen;
4. de verzorging van een gedraineerde wond uitleggen en motiveren;
5. de werkwijze uitleggen bij het verwijderen van een drain;
6. uitleggen op welke wijze een gehechte wond wordt verzorgd;
7. vertellen welke verschillende manieren van hechten er zijn en hoe deze kunnen worden onderscheiden naar doel en functie;
8. vertellen en toelichten hoe te handelen bij het verwijderen van verschillende soorten hechtingen die aangebracht kunnen worden;
9. ...
10. ...
11. ...
12. ...

6 Zorg voor een zorgvrager met acute pijn

6.1 Inleiding

Pijn is zo oud als de mensheid. Een belangrijke bijdrage aan nieuwe ontwikkelingen op het gebied van pijn is door Melzack en Wall in 1965 geleverd. Met de door hen ontwikkelde zogenoemde Gate-control theory maakten ze aannemelijk dat pijn niet op zichzelf staat als zintuiglijke waarneming, maar dat pijn gezien wordt als het resultaat van een zintuiglijke waarneming. Steeds meer (niet-medische) disciplines gaan zich bemoeien met pijnklachten. Deze toename in kennis, het ontdekken dat pijn een complex verschijnsel is en uit meerdere dimensies en begrippen blijkt te bestaan, zoals pijngedrag, pijnbeleving, pijncognities enzovoort, heeft gezorgd voor veranderingen op diagnostisch en therapeutisch gebied.

Maar betekent dat nu ook dat we in staat zijn pijn volledig te doorgronden en dat we weten hoe we de pijn het beste kunnen behandelen? Pijnbestrijding blijkt in heel veel gevallen effectief. Getuige de vele verhalen van zorgvragers met ondraaglijke pijn, echter niet in alle gevallen. Want ondanks de vooruitgang, de huidige kennis en inzichten over pijn en pijnbehandeling, lijkt het dat de toepassing hiervan in de praktijk nog wel eens beter kan. Er wordt nog steeds onnodig pijn geleden. Helaas is het zo dat dit onder meer wordt beïnvloed door het gebrek aan kennis over pijn en pijnbehandeling en de misvattingen van hulpverleners, die beroepshalve dagelijks te maken hebben met zorgvragers met pijn. Zo blijken veel artsen en verpleegkundigen moeite te hebben met het voorschrijven en verstrekken van opiaten. Dit, omdat zij ten onrechte bang zijn voor bepaalde bijwerkingen.

Het is niet altijd makkelijk om op het juiste moment pijn te diagnosticeren. Het vraagt van je dat je goed begrijpt waardoor pijn beïnvloed wordt, hoe verschillend pijn door mensen beleefd, maar ook geuit kan worden en wat bepalend is voor het succes van de pijnbestrijding. Wat voor de één draaglijk is, is voor de ander ondraaglijk. Gelukkig zijn er de laatste jaren steeds meer bruikbare en betrouwbare instrumenten ontwikkeld om de pijn te diagnosticeren die voor verschillende categorieën zorgvragers gebruikt kunnen worden.

Gezien de aard van het verschijnsel pijn kun je je voorstellen dat pijn vaak multidisciplinair wordt behandeld. Naast de medische discipline vervullen ook de fysiotherapeut, de ergotherapeut, de psycholoog, psychotherapeut, maatschappelijk werker en gedragstherapeut een belangrijke rol bij pijnbehandeling. Pijn is vaak een multidisciplinair probleem. Toch is het, van alle hulpverleners in de gezondheidszorg, de verpleegkundige die het meest daadwerkelijke contact heeft met de zorgvrager en daarom een grote impact heeft op pijn, pijnbeleving en pijnbehandeling van de zorgvrager.

Het zal duidelijk zijn dat de verpleegkundige ten behoeve van de multidisciplinaire aanpak een cruciale taak heeft bij het observeren, evalueren, rapporteren en informeren, naast het begeleiden en het coördineren van de zorg voor de zorgvrager met pijn.

In dit cahier beperken we ons tot de verpleegkundige diagnose *Acute pijn* en de interventies die je als verpleegkundige nodig hebt om deze diagnose aan te pakken. Acute pijn treedt meestal op na weefselbeschadiging, duurt korter dan een halfjaar en is in principe goed te behandelen (Francke, 1996). Bij acute pijn is er een relatief duidelijke relatie tussen de schadelijke prikkeling en de pijn.
Het gaat onder meer om postoperatieve pijn, pijn bij bevallingen, pijn bij ontstekingen en pijn bij fracturen. Inzicht in de psychosociale dimensie van pijn is nodig bij het begrijpen en effectief behandelen van acute pijn en daarmee ook de preventie van chronische pijn.
Behalve een pijnassessment bij een zorgvrager met acute pijn behandelen we enkele niet-invasieve manieren van pijnbestrijding.
Tot slot willen we opmerken dat het belangrijk is om je te realiseren hoe machteloos je je kunt voelen wanneer je merkt dat zorgvragers, ondanks maatregelen, erge pijn hebben. Het is zinvol om bij jezelf te onderzoeken waar deze gevoelens van machteloosheid vandaan komen en het kan soms helpen deze gevoelens naar de zorgvrager uit te spreken.

In paragraaf 6.3.1 is een inhoudelijke analyse opgenomen van *Assessment – algemeen – bij een zorgvrager met postoperatieve pijn* en de beschrijving van *twee ontspanningstechnieken*. In paragraaf 6.3.2 is een inhoudelijke analyse van *Pijnbestrijding door massage* opgenomen.

6.2 Studieopdrachten

Kennis is macht! Meer kennis over pijn betekent meer macht over pijn.

Bij het maken van de opdrachten in deze paragraaf heb je verschillende handboeken verpleegkunde, specifieke literatuur over pijn en de SkillsProf cd-rom *Verpleegkundige zorg bij zorgvragers met pijn* nodig. Verder is het zinnig om de websites van de verschillende patiëntenverenigingen te raadplegen en ervaringen van zorgvragers te lezen over de betekenis van pijn voor de kwaliteit van hun leven.

[TOEPASSINGS-/STUDIETAAK] 6.2.1 Ongehoorzaamheid wordt gestraft

Tijdens het bezoekuur op de verpleegafdeling waar je stage loopt, rennen een paar kinderen hard over de gang. Je hoort een vrouwenstem nog zeggen: "Jongens, rustig aan, hier liggen allemaal zieke mensen. Jullie mogen niet rennen! Straks gebeuren er nog ongelukken." Maar het is al te laat. De jongste van het stel glijdt uit over de pas gedweilde vloer en komt met een flinke smak op de grond terecht. Huilend staat hij op en wrijft met zijn handje over zijn hoofd. Als je naar hem toe loopt om te kijken of er niets ernstigs aan de hand is zie je dat er een buil op zijn hoofd komt. "Ook dat nog. Ik heb je nog zo gewaarschuwd! Zie je nu wel," zegt de vrouw geïrriteerd, waarop het kind nog harder gaat huilen. "Ach," zegt een andere vrouw, "misschien hebben ze hier wel wat ijs. Dat helpt altijd." En inderdaad. Als je wat ijs op de buil gelegd hebt gaat het al meteen een stuk beter. "Hoe kan dat eigenlijk?" vraagt de vrouw aan jou, "ijs is toch geen medicijn?"

1 a Wat is je antwoord hierop? Waarom denk je dat het kind met zijn hand over zijn hoofd wrijft? Kun je dat op dezelfde manier verklaren? Met behulp van welke theorie kan verklaard worden dat ijs kan helpen bij verminderen van pijn? Ga dit na in de literatuur over pijn.

1 b Zoek uit welke pijntheorieën tegenwoordig nog meer worden gebruikt. Licht toe hoe en door wie ze gebruikt worden in verband met pijnbestrijding.

[DISCUSSIETAAK]

6.2.2 Sla mij maar over

Tijdens de bespreking van de zorgvragers brengt Frank, een derdejaarsstudent verpleegkunde, naar voren dat hij moeite heeft met het verplegen van meneer Mioch. Bij meneer Mioch, een gezette man van 53 jaar, is pas de ziekte van Hodgkin vastgesteld. Een paar dagen geleden heeft hij een miltresectie gehad. Hij mag vier keer per dag pijnmedicatie hebben. “Als ik hem de medicatie geef zegt hij: ‘Het gaat nog wel hoor. Zet hem maar op mijn nachtkastje, dan neem ik hem wel in als het echt nodig is.’ Volgens mij heeft die man veel pijn. Ik zeg hem dat hij gerust iets kan nemen. Maar nee hoor, ik zie de pillen alleen maar op zijn nachtkastje staan. Volgens hem gaat het allemaal nog best. Bovendien zegt hij: ‘Wie geen pijn voelt, zal zijn lichaam ook niet goed kunnen beschermen en gaat snel dood. Pijn is een normaal fysiologisch gegeven, dat bij de mens hoort.’ Toch krijg ik hem, oneerbiedig gezegd misschien, het bed maar heel moeilijk uit. Ik vind hem erg gespannen en intussen wordt hij zo stijf als een plank en begint hij drukplekken op stuit en hielen te krijgen.” Thymen, eerstejaars student, reageert. “Ik vind dat je iemand moet respecteren als hij niets voor de pijn wil hebben. Hij weet dat hij erom mag vragen, dus dan moet je hem niet aan zijn hoofd blijven zeuren. Bovendien is meneer Mioch behoorlijk ziek. Waarom moet hij meteen het bed uit? Hij is nog maar een paar dagen geleden geopereerd. Vanmiddag hoorde ik hem nog tegen zijn vrouw zeggen dat hij slecht slaapt ondanks dat hij zo moe is. Kun je hem niet beter iets voor het slapen geven?”
“Ik denk dat als hij niets voor de pijn wil hij ook niets voor het slapen wil,” zegt Frank.

2 a Wat vind je van de opvatting die meneer Mioch heeft over de functie van pijn? Vergelijk deze opvatting met functies die in de literatuur beschreven staan.

2 b Kun je je voorstellen waarom meneer Mioch deze opvatting heeft? Licht je antwoord toe.

2 c Zou je met meneer Mioch in discussie willen gaan over zijn opvatting? Licht je antwoord toe en bespreek wat je daarmee zou willen bereiken.

2 d Hoe zou jij reageren op de opmerkingen van Thymen?

[TOEPASSINGSTAAK]

6.2.3 Pijn en ontspannen?

Terwijl je het gesprek nog eens door je hoofd laat gaan, vraag je je af of je meneer Mioch niet zou kunnen leren hoe hij zich kan ontspannen. Op jou maakt hij ook een gespannen indruk. Wanneer je dit voorstelt, krijg je bijval van je werkbegeleidster. "Misschien geen gek idee. Maar, hoe pak je dat aan? Ik heb dat vroeger in mijn opleiding niet gehad. Kun je eens een opzetje maken? Jij hebt de komende dagen toch de zorg voor hem. Dan bespreken we het vooraf."

3 a Bestudeer het protocol *Progressieve ontspanning voor pijnbestrijding.*

3 b Welke informatie heb je nodig om deze ontspanningsmethode aan te kunnen passen aan meneer Mioch?

3 c Licht toe hoe je je voorstel met meneer Mioch wilt bespreken.

3 d Kun je je voorstellen dat meneer Mioch niet enthousiast zal reageren? Licht je antwoord toe en motiveer welke alternatieven je hem kunt aanbieden.

[STRATEGIETAAK]

6.2.4 Onder ons gezegd en gezwegen?

Meneer Leeuwenkuijl (zeventig jaar) is opgenomen in verband met vergruizing van blaasstenen. Tijdens het opnamegesprek vertelde hij dat hij lang op de wachtlijst heeft gestaan. Zijn huisarts had zijn klachten, een branderige, zeurende pijn in zijn onderbuik en hevige pijnscheuten tijdens het plassen in eerste instantie niet serieus genomen. De huisarts vond hem een nerveuze man, die gauw bang was dat hij iets ergs onder de leden had. “Denk toch niet altijd meteen het ergste. Onspan je eens!” had hij gezegd. Toen hij na lang aandringen toch een verwijzing voor de specialist kreeg, bleek na onderzoek dat hij forse blaasstenen had. Ook werd een vergrote prostaat geconstateerd. De bloeduitslagen lieten verhoogde waarden van ery’s en leuko’s zien. Inmiddels is het alweer drie dagen geleden dat hij geholpen is. Het bewijs, een potje met de blaasstenen, staat op zijn nachtkastje. Tijdens de ingreep is tevens een stukje prostaat voor onderzoek weggenomen. In verband met hoge bloeddrukwaarden na de operatie zijn extra tensiecontroles afgesproken. De blaaskatheter is vanmorgen verwijderd. Hij heeft tot nu toe nog niet spontaan geürineerd. Bij de laatste controle was zijn bloeddruk 140/95 en had hij een pols van 88.
Als je onderweg bent naar meneer Leeuwenkuijl voor de controles, komt zijn vrouw je op de gang tegemoet. Ze vertelt je dat ze zich zorgen maakt over haar man. “Hij voelt aandrang om te plassen. Maar hij durft niet,” zegt ze tegen je, “hij loopt al een kwartier met een rood hoofd krom gebogen door de kamer. Hij is bang dat het pijn zal doen. Hij heeft nog steeds een onbehaaglijk gevoel in zijn buik.” En met een gedempte stem vertelt ze je dat hij net aan een andere verpleegkundige iets voor de pijn gevraagd had. “Maar volgens die verpleegkundige was het beter van niet. Hij had al zoveel gehad de afgelopen dagen. Hij kan gewoon geen pijn meer hebben. Hij moest, nu de blaasstenen verwijderd waren, er echt op vertrouwen dat het plassen geen pijn

meer kon doen. Maar ja, nou is hij weer bang dat de uitslag van het stukje prostaatweefsel niet goed is. Hij heeft mij om Finimal® gevraagd. Die heb ik altijd in mijn tas zitten. Daar hoeven ze hier niets van te weten zei hij. Wat moet ik nu doen? Zal ik ze hem maar geven? In elk geval mag u niet laten merken dat ik het u gezegd heb."

4 a Motiveer hoe je met het verzoek van mevrouw Leeuwenkuijl zou omgaan.

4 b Wat zou je met meneer Leeuwenkuijl bespreken als je de geplande controles gaat doen? Licht je antwoord toe.

4 c Licht toe wat je vindt van de reactie van je collega op het verzoek om een pijnstiller en ga na of je dit in het team wilt bespreken.

[STRATEGIE-/ TOEPASSINGSTAAK]

6.2.5 De ene pijn is de andere niet

Of je ook even de pijnscores wilt bepalen bij Jan van Herweijnen (negentien jaar) en Mario Palladini (achttien jaar). Ze hebben een uur geleden, om 18 uur 30, een pijnstiller gekregen. Mario, van Italiaanse afkomst, en Jan zijn vanmorgen allebei geopereerd aan hun meniscus. Als voetbalfan hadden ze elkaar gisteren, toen ze opgenomen werden, gevonden. Beiden houden veel van voetballen. Jan van het kijken en Mario van het spelen in het eerste van de plaatselijke voetbalclub. Praatjes voor tien en veel pret voordat ze gingen slapen. Maar dat was gisteren. Als je aan het begin van de avond de kamer binnenkomt, zit Jan alweer opgewekt met zijn bezoek te praten. Er wordt luid gelachen. Mario heeft geen bezoek en ligt wat te kreunen in zijn bed en trekt grimassen. Wanneer je Jan vraagt om een cijfer voor de pijn te geven, geeft hij als pijncijfer een 6. De draagbare pijn van Jan blijkt 8 te zijn. Zijn pols is 76 en zijn bloeddruk 120/80. Ook Mario scoort, net als Jan een 6 en heeft een bloeddruk van 130/85 en een pols van 84. Voor hem ligt de draagbare pijn op 5. Mario vraagt of hij nog iets voor de pijn mag hebben. Het is al een hele tijd geleden volgens hem. Je weet dat Mario pas over drie uur weer wat mag hebben. Als je dat aan Mario vertelt schiet zijn gemoed vol. "Dat houd ik niet uit. Geef me nu maar wat." Jan, die het gesprek opvangt probeert goedbedoelend: "Hoe kan dat nu, je hebt net nog iets gehad. Het

valt wel mee hoor met die pijn," zegt Jan met een knikje naar jou. En verder tegen Mario: "Je moet je er ook niet zo op concentreren. Ga toch slapen. Dan heb je er ook geen last van. Je ligt je veel te veel op te winden." "Met die herrie hier op de kamer zeker", reageert Mario fel. "Ach, Italianen, altijd zo gevoelig en zo expressief", grapt Jan en draait zich weer om naar zijn bezoek. "Had hij niet hetzelfde als jij?" hoor je iemand van het bezoek aan Jan vragen. "Dan kan hij toch niet zo'n pijn hebben? Ik hoor jou er ook niet over. Bovendien, een beetje pijn hoort er gewoon bij. Toen ik in het ziekenhuis lag...", mengt een andere bezoeker van Jan zich in het gesprek. En hij weet nog een hoop sterke verhalen te vertellen over wat pas echt lijden is.
Een blik op het gezicht van Mario maakt duidelijk dat de situatie hem niet zint. En om dit nog eens te onderstrepen zegt hij met klem tegen jou dat hij het echt niet uithoudt van de pijn. Zeker niet op zo'n drukke kamer. Of je er alstublieft iets aan kunt doen! Wat heeft het anders voor zin om steeds de pijnscore te bepalen?

5 a Motiveer waar of op wie je in deze situatie zou reageren en met welk doel.

5 b Kun je je voorstellen waarom Mario zo reageert? Licht dit toe en geef aan wat je reactie zou zijn op zijn twijfel over het nut van het bepalen van de pijnscore.

5 c Welke alternatieven zijn er om de pijn bij Mario te bestrijden? Licht toe naar welk alternatief je voorkeur uitgaat en motiveer welk resultaat je hiermee voor ogen hebt.

[TOEPASSINGS-/ DISCUSSIETAAK]

6.2.6 Wat is waar?

In de koffiekamer zitten Marie-Louise en Willem in een heftig gesprek met elkaar verwikkeld. "Prachtig hoor, die mooie definitie van pijn. Pijn is wat de zorgvrager zegt dat het is en treedt op wanneer hij zegt dat hij optreedt. Maar wat als de zorgvrager niets zegt, maar wel zijn familie? Als de moeder van Bastiaan op bezoek is begint Bastiaan altijd heel erg over pijn tegen haar te klagen. Tenminste dat zegt ze. Maar als ik dan kom en vraag of hij pijn heeft, zegt Bastiaan steevast nee. Dan staat zijn moeder er heel ongemakkelijk bij. Hoe ga je daar nu mee om?"

Bastiaan (elf jaar) is opgenomen voor een huidtransplantatie vanwege ernstige brandwonden op zijn armen en gezicht. Vorig jaar had hij op nieuwjaarsdag op verzoek van zijn moeder het afgeschoten vuurwerk voor hun huis opgeruimd. Hij vond daarbij vuurwerk dat 'nog goed was' en probeerde dat uit in het schuurtje achter hun huis. Daar was het dus misgegaan. Een vuurpijl ontplofte alsnog en Bastiaan liep ernstige brandwonden op in zijn gezicht en armen.

6 a Stel dat jij de zorg voor Bastiaan had. Hoe zou je met de tegenstrijdige informatie tussen Bastiaan en zijn moeder omgaan? Licht je antwoord toe.

6 b Licht toe welke observatiepunten je zou formuleren om de verpleegkundige diagnose *Pijn* vast te stellen.

6 c Discussieer met je medestudenten over wat je zou doen als je sterke aanwijzingen (bijv. fysiologische, en/of non-verbale) had dat Bastiaan pijn heeft en hij duidelijk zegt dat hij geen pijn heeft.

[TOEPASSINGSTAAK]

6.2.7 Een prettig alternatief?

Als je na het bezoekuur bij mevrouw De Pauw komt om haar te verzorgen, zie je dat ze gehuild heeft. "Ik weet niet of het me zal lukken als ik straks weer thuis ben. Mijn vriend is bang dat ik invalide blijf en vraagt zich af of deze tweede zwangerschap wel verstandig is geweest. Na de vorige keer heb ik bijna een jaar in een rolstoel gezeten. Ik dacht dat ik het wel aan zou kunnen. Ik weet best welk risico ik genomen heb. Alleen, ik heb zo'n pijn. Ik weet gewoon niet meer hoe ik moet liggen. Maar ik vind het zo moeilijk om het te zeggen. Ik denk dat iedereen vindt dat het mijn eigen schuld is. Ik wou het immers! Maar nu, met die naweeën heb ik nog meer last van mijn bekken dan anders. Thuis masseerde mijn vriend mijn rug en dat gaf wel verlichting, maar ja die wil ik nu niet vragen."
Mevrouw De Pauw is twee dagen geleden, na een zwangerschap van 32 weken, middels een sectio bevallen van haar dochtertje Emma. Het is haar tweede kind. Vier weken voor de bevalling was ze opgenomen in verband met weeënactiviteit. Ze had bedrust voorgeschreven gekregen en een weeënremmend infuus. De sectio is zonder complicaties verlopen. Emma ligt nog in de couveuse in verband met haar lage geboortegewicht. Omdat mevrouw De Pauw straks borstvoeding wil geven, wordt er gekolfd. De borstvoeding komt al een beetje op gang.

Uit de rapportage weet je dat de zwangerschap mevrouw De Pauw erg zwaar is gevallen. Ten gevolge van een ernstige symfysiolyse heeft ze continu pijn in haar bekken. Een wrikkende borende pijn die naar haar benen uitstraalt. Tevens heeft zij functieverlies in haar benen. Ze kan haar benen niet of met zeer veel moeite optillen en ze kan zich meestal niet zonder hulp omdraaien in bed. Ze draagt vrijwel altijd een bekkenband die steun aan haar bekken moet geven, ook als zij in bed ligt.
Door de pijn in haar rug en bekken heeft ze veel moeite om in bed een prettige houding te vinden. Om een goede houding te vinden heeft zij een rolkussen. Het kost haar moeite om zonder hulp dit kussen te verplaatsen als zij een andere houding wil aannemen. En nu met de operatiewond helemaal.
Je collega's vinden mevrouw De Pauw erg kritisch. Ze geeft regelmatig aanwijzingen hoe de verpleging haar beter kan helpen. Haar kritische opmerkingen over de verpleging worden haar niet door alle verpleegkundigen in dank afgenomen. Sommige collega's hebben er moeite mee dat ze niets voor de pijn wil innemen, omdat ze bang is dat dit in de voeding terechtkomt.
Als je naar haar luistert en haar zo gespannen in bed ziet liggen, denk je dat het geen kwaad kan haar een ontspannende nek- en schoudermassage te geven. Maar voordat je dit gaat doen, wil je nagaan welke aanpassingen je moet maken voor haar. Je vertelt haar wat je van plan bent en je merkt dat ze blij is met je voornemen.

7 a Bestudeer de inhoudelijke analyse *Pijnbestrijding door massage*. Houd in steekwoorden bij welke aandachtspunten van belang zijn als je de massage bij mevrouw De Pauw wilt uitvoeren.

7 b Zet de belangrijkste stappen in schema en licht deze toe. Motiveer hoe je rekening hebt gehouden met de wetenschap dat mevrouw De Pauw regelmatig aanwijzingen geeft.

[INLEVINGSTAAK]

6.2.8 Pijn in iets hebben dat er niet is

Iris, eerstejaarsstudent verpleegkunde die haar oriënterende stage op de afdeling loopt, komt geschrokken naar je toe. "Ik was op de kamer waar meneer Scholten ligt om de post te brengen naar die meneer die naast hem ligt. Begint meneer Scholten met tranen in zijn ogen naar me te schreeuwen. "Haal iemand op, ik houd het niet meer. Mijn voet! Hij lijkt wel in brand te staan. Doe er wat aan, ik word helemaal gek van de pijn. Die spullen van hier helpen niet." Maar hij heeft helemaal geen voet meer. Hoe kan dat nu, ik durfde het hem niet te vragen. En, als hij geen voet heeft, dan kun je toch ook niets aan de pijn doen? Ik voel me zo machteloos. Ik stond met

tranen in mij ogen bij hem en ik ben weggelopen. Hij heeft het gezien, dat weet ik zeker en nu durf hem niet meer onder ogen te komen."
Meneer Scholten, een alleenstaande man van 62 jaar, heeft twee dagen gelden een amputatie van zijn rechtervoet ondergaan. In verband met zijn diabetes mellitus heeft hij al verscheidene keren in het ziekenhuis gelegen vanwege ernstige ontregeling. Het is bekend dat meneer Scholten zich slecht aan de leefregels houdt. Hij weet wat de consequenties zijn. Maar ondanks het feit dat hij ernstige neuropathieën heeft, lijkt hij de voorschriften aan zijn laars te lappen. "Dan maar eerder dood," had hij laconiek gezegd, "niemand die me zal missen." Tijdens de laatste opname een jaar geleden zijn drie tenen van zijn rechtervoet geamputeerd. Dit in verband met necrose als gevolg van de neuropathieën en slecht genezende verwondingen.

8 a Vergelijk je eigen gevoelens die je in bovengeschetste situatie zou hebben, met de gevoelens van Iris. Vergelijk ook de manier van reageren van jezelf en Iris. Wat is een professionele reactie?

8 b Ga na welke mogelijkheden er zijn om de pijn van meneer Scholten te bestrijden en wie er bij de pijnbestrijding betrokken dienen te worden.

8 c Op welke wijze kan Iris haar medeleven (tranen in haar ogen) met meneer Scholten bespreken?

[DISCUSSIE-/ TOEPASSINGSTAAK]

6.2.9 Alles gaat goed, jullie zijn goed voor me!

Bij het maken van deze studieopdracht heb je de SkillsProf cd-rom *Verpleegkundige zorg bij zorgvragers met pijn* nodig. In het programma is een filmfragment te zien van een Iranese vrouw, mevrouw Hamidie, die opgenomen is in het ziekenhuis in verband met een herniaoperatie (scène 3 Pijnanamnese). De verpleegkundige die in de scène te zien is, is van plan om de pijnscore bij mevrouw Hamidie te bepalen en vast te stellen of aanvullende pijnmedicatie nodig is. Hoewel de verpleegkundige erg betrokken is op mevrouw Hamidie en haar best doet om zo goed mogelijke informatie te krijgen, lukt het haar niet om de situatie tot een goed eind te brengen.

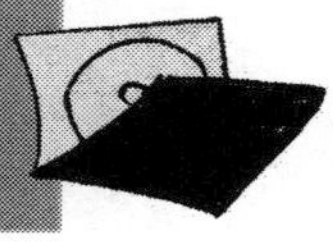

In opdracht A verdiep je je in verschillende methoden om pijn te meten. In opdracht B plaats je het meten van pijn in het totaal van de pijnanamnese en bezin je je op het gericht afnemen van een pijnanamnese. Bij opdracht C ga je na of er preoperatief geanticipeerd had kunnen op worden op het voorkomen van de problemen postoperatief.
Het is handig om eerst alle vragen bij de betreffende opdracht door te lezen.

A Het meten van de pijn [discussietaak]
Bekijk scène 3 *Pijnanamnese* en let vooral op de wijze waarop de verpleegkundige de pijnscore wil bepalen. Lees eerst helemaal de zorgvragersinformatie over mevrouw Hamidie voordat je het filmpje start.

9 a Formuleer naar aanleiding van de situatie leervragen en beluister vervolgens de commentaren. Heb je nog aanvullende leervragen? Noteer deze en bespreek je leervragen. Beantwoord de door jou geformuleerde vragen.

[TOEPASSINGSTAAK]

B Pijnanamnese

9 b Heb jij ook een lijstje met aandachtspunten die jij zou formuleren om de pijn bij mevrouw Hamidie in kaart te brengen?

9 c Bekijk de inhoudelijke analyse 6.3.1 *Assessment – algemeen – bij een zorgvrager met acute pijn* en pas de inhoudelijke analyse aan voor mevrouw Hamidie met behulp van de aandachtspunten.

9 d Beluister de commentaren op de vier fragmenten. Wat zou jij, wanneer willen doen?

C Preoperatieve zorg in cultureel perspectief

Hoe dan ook, het is duidelijk dat het niet naar wens loopt met mevrouw Hamidie. Wanneer je hierover vertelt aan een vriendin zegt deze: "Het lijkt wel alsof je verbaasd bent. Wat ik zo om me heen hoor en lees over de problematiek van buitenlandse vrouwen, komt dat heel vaak voor. Ik heb er laatst nog een heel stuk over gelezen in de krant. 'Nederlandse artsen en hulpverleners zijn onvoldoende in staat allochtone zorgvragers passende hulp te bieden.' Dat staat ook in het advies *Interculturalisatie* van de gezondheidszorg van de Raad voor de Volksgezondheid en Zorg (juli 2000)." Volgens je vriendin moet je mevrouw Hamidie juist in bescherming nemen en niet confronteren met westerse opvattingen en het relatief gemakkelijk praten over de problemen thuis. "Het is jammer, maar daar kun je in die korte tijd dat ze in het ziekenhuis zijn toch niets aan doen. Verder vraag ik me af als ik je zo hoor, of ze zich nu zorgen maakt over thuis of zorgen maakt over haar eigen herstel. Ze lijkt tenslotte nog steeds pijn te hebben. Is dat normaal?"
Als je zo naar haar luistert vraag je je af of de problemen van mevrouw Hamidie preoperatief voorzien hadden kunnen worden. Je neemt je voor om dit eens uit te zoeken zodat je een volgende keer hier tijdens de voorbereiding op de operatie op kunt anticiperen.

9 e Inventariseer de verpleegproblemen die je op basis van de zorgvragersinformatie en de informatie uit het filmpje bij mevrouw Hamidie inschat.

9 f Bekijk standaardprocedures voor preoperatieve zorg en licht toe hoe je vanuit cultureel perspectief de procedure voor mevrouw Hamidie zou aanpassen. Motiveer op basis van welke kennis en inzichten je de procedure voor mevrouw Hamidie aangepast hebt en waardoor bepaalde problemen voorkomen hadden kunnen worden.

6.3 Inhoudelijke analyses

6.3.1 Assessment – algemeen – bij een zorgvrager met postoperatieve pijn en de beschrijving van twee ontspanningstechnieken

In deze analyse gaan we uit van een zorgvrager met postoperatieve pijn, die ouder is dan veertien jaar en in staat is over zijn pijn te communiceren.
Postoperatieve pijn is een vorm van acute pijn en wordt veroorzaakt door weefselbeschadiging als gevolg van een operatieve ingreep. Postoperatieve pijn treedt op als gevolg van een aantal factoren, die samenhangen met de aard, plaats en duur van de operatie; de pijnbeleving van de zorgvrager; de voorbereiding op de operatie, de toegepaste chirurgische en anesthesiologische technieken, het optreden van postoperatieve complicaties en de kwaliteit van de postoperatieve zorg.
De belangrijkste doelen van het afnemen van een pijnanamnese bij een zorgvrager met postoperatieve pijn zijn gericht op het in kaart brengen (het diagnosticeren) van de pijn, zodat postoperatieve pijnbestrijding adequaat, op de zorgvrager afgestemd, vastgesteld kan worden met als doel:
- het voorkomen of verminderen van ongemak bij de zorgvrager;
- het bevorderen van het genezingsproces;
- het voorkomen of bestrijden van bijwerkingen van de behandeling.

NB. In deze handelingsanalyse staan alleen de procedurepunten van de voorbereiding, uitvoering en evaluatie met betrekking tot de zorgvrager genoemd, omdat de techniek, in de zin van hulpmiddelen, hierin niet aan de orde is.

PROCEDURE	WERKWIJZE	TOELICHTING	AANDACHTSPUNTEN/ KRITIEKE PUNTEN/ OBSERVATIES
DEEL 1: Assessment bij een zorgvrager met acute pijn – post-operatief			
In dit deel beschrijven we de voorbereiding, uitvoering en afronding van een anamnesegesprek, gerelateerd aan de verpleegkundige diagnose *Acute pijn*.			
Voorbereiding			
1 Raadpleeg het verpleegkundig dossier.	Ga na: – welke pijnbestrijdingsmaatregelen reeds uitgevoerd worden – of er pijnbehandeling volgens protocol is afgesproken – of de oorzaak van de pijn bekend is – de reactie van de zorgvrager op pijn en pijnbestrijding tot nu toe	I.v.m. continuïteit van zorg.	Ga na wat andere disciplines aan pijnbestrijding doen. Overleg zo nodig. Houd oog voor (sub)culturele invloeden op beleven en uiten van pijn. Pijn vereist een multidisciplinaire aanpak.

PROCEDURE	WERKWIJZE	TOELICHTING	AANDACHTSPUNTEN/ KRITIEKE PUNTEN/ OBSERVATIES
	– concrete gegevens over pijnbeloop, pijnbeleving en pijngedrag.		Let op aangepast taalgebruik. Zorg zo nodig voor een tolkentelefoon.
	Ga eveneens na welke informatie de zorgvrager vóór de ingreep heeft gekregen over de pijn en de hantering daarvan na de ingreep.		Ga op de ervaringen in en houd rekening met de leeftijd en het begripsvermogen van de zorgvrager.
2 Bepaal het juiste moment voor een gesprek.	Ga na op welk tijdstip je het beste naar de zorgvrager kunt gaan en houd daarin rekening met mogelijk verergerende factoren voor de postoperatieve pijn.	Het heeft geen zin concentratie en energie van iemand te vragen die veel pijn heeft.	Sluit op pijnstilling aan en vraag de zorgvrager of het gekozen tijdstip akkoord is.
3 Creëer een goede gespreksomgeving.	Voorkom storing: – zet het sein aan – plaats stoelen (en evt. bed) voor gesprek, e.d.	Zodat het gesprek rustig en zonder onderbrekingen kan verlopen.	
Uitvoering			
4 Begin het gesprek.	Stel de zorgvrager op de hoogte van het doel, de procedure en de tijdsduur van het gesprek.	Zodat de zorgvrager weet wat van hem verwacht wordt.	
	Vraag reacties van de zorgvrager.	Zodat je weet dat de zorgvrager akkoord gaat.	
	Let op verbale en non-verbale signalen van de zorgvrager.	Zodat je kunt reageren op deze signalen.	
5 Benadruk het belang van pijnobservatie en de signaalfunctie van pijn.	Vertel wat je weet over zijn pijn (uit rapportage) en reageer empathisch.	Om duidelijk te maken wat je weet over de pijn van de zorgvrager en om een start te maken met de inhoud van het gesprek. Dit bevordert een goede communicatie.	Voorkom dat je de indruk wekt dat de zorgvrager zo meteen geen pijn meer heeft (houd een reëel doel voor ogen).

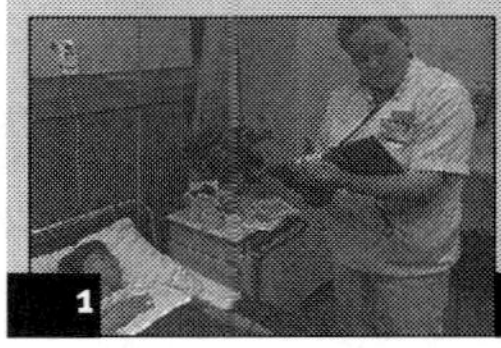
1

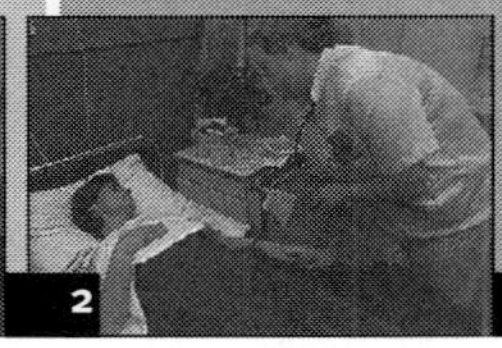
2

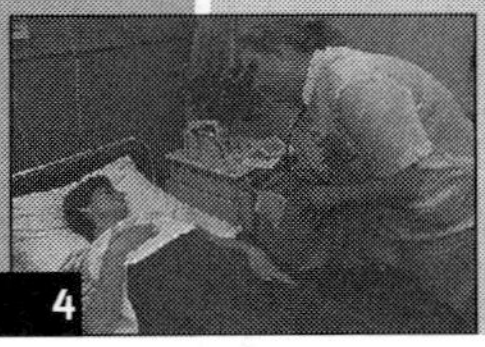
4

PROCEDURE	WERKWIJZE	TOELICHTING	AANDACHTSPUNTEN/ KRITIEKE PUNTEN/ OBSERVATIES
	Vertel dat een goede pijnstilling belangrijk is voor het postoperatieve herstel en het voorkomen van complicaties.		
	Benadruk de signaalfunctie van pijn in deze postoperatieve fase.		
	Stel vragen m.b.t. de pijnbeleving, de plaats(en) en aard van de pijn(en) (bijv. kloppend, zeurend, stekend enz.), de pijnintensiteit en wanneer en onder welke condities de zorgvrager de pijn wel en niet kan verdragen.	Hierdoor krijg je informatie van de zorgvrager zelf en dit geeft de mogelijkheid eerst door te gaan op de belevingskant. Zodat jullie (de zorgvrager en jij) duidelijk hebben wat de zorgvrager concreet ervaart.	Let op: Het is van belang dat de zorgvrager kan doorademen, ophoesten en bewegen bij de pijn op dat moment en op een voor hem aanvaardbare manier met zijn pijn kan omgaan.
	Begin met open vragen.	Emoties exploreren vraagt om open vragen.	Het Landelijk Verpleegkundig Pijnnetwerk heeft een vragenformulier ontwikkeld, die gebruikt kan worden voor het in kaart brengen van de pijn (**www.palliatiefconsult.nl**). Het formulier is ontwikkeld voor zorgvragers met chronische en oncologische pijn, maar lijkt ook bruikbaar voor acute pijn.
6 Ga door op de pijn(beleving).	Geef een samenvatting van het gesprek tot nu toe.	Om na te gaan welke informatie tot nu toe duidelijk is en waarop doorgegaan kan worden.	
	Geef aan welke aspecten je verder in het gesprek aan de orde wilt laten komen.		
	Pijnepisode: – Hoe verloopt de pijn, hoe begint het, hoe gaat het verder en hoe eindigt het?	Om concrete informatie te verkrijgen hoe en wat van pijn en de tijden waarop.	

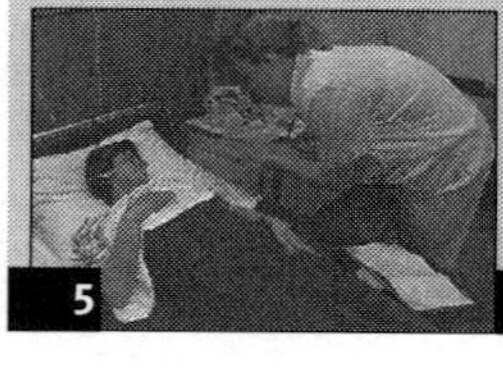
5

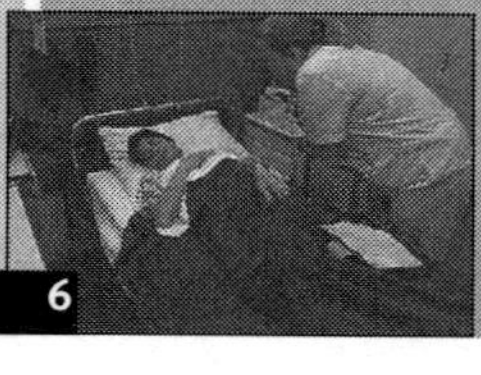
6

PROCEDURE	WERKWIJZE	TOELICHTING	AANDACHTSPUNTEN/ KRITIEKE PUNTEN/ OBSERVATIES
	– Hoe is de pijn 's nachts, 's morgens vroeg en overdag?	I.v.m. advisering en observatie.	Maak tijdens het gesprek aantekeningen om te voorkomen dat je informatie vergeet.
	Pijngedrag zorgvrager: – Hoe maakt u duidelijk dat u pijn heeft? – Waaraan kan men zien dat u pijn heeft?	I.v.m. bijstellen van de zorg en mogelijke advisering.	Draag zo nodig zorg voor het bijstellen van basismedicatie, aangevuld met medicatie op geleide van de pijn.
	Reacties van de omgeving: – Hoe reageren de verpleging, de artsen en andere hulpverleners op uw pijn? – Hoe reageert uw familie op uw pijn?		Zorg dat je van elk aspect concreet op de hoogte bent. Stel daartoe regelmatig vragen. Vergeet niet te letten op de belevingen van de zorgvrager.
	Pijnactivatoren: – Wat verergert pijn? – Wat kunt u voor dingen doen (lezen, bewegen) zonder dat er pijn optreedt of verergert?		Reageer regelmatig empathisch.
	Pijnonderdrukkers: – Wat doet u om de pijn te verminderen (rusten, medicatie gebruiken)?	I.v.m. de planning van zorg.	
	Spanning-ontspanning: – Kunt u zich ontspannen? – Verergert de spanning de pijn?	I.v.m. de planning van zorg.	
	Neem een pijnscore af. Maak hierbij gebruik van de pijnschaal die in jouw instelling/ opleiding gebruikt wordt.		Er zijn diverse pijnschalen voor verschillende doelgroepen in omloop. Voorbeelden hiervan zijn de numerieke ratingscale (NRS) of visual analogescale (VAS).

PROCEDURE	WERKWIJZE	TOELICHTING	AANDACHTSPUNTEN/ KRITIEKE PUNTEN/ OBSERVATIES
	Een eenvoudige methode is bijvoorbeeld om een zorgvrager op een 10-puntsschaal zijn pijn aan te laten geven: 0 is dan geen pijn en 10 is de ergste pijn.		Gebruik de pijnschalen als hulpmiddel om samen met je observaties en beoordelingen tot een oordeel te komen. Vraag altijd aan de zorgvrager of hij de pijnscore aanvaardbaar vindt.
7 Breng objectieve gegevens (fysiologie en gedrag) in kaart.	Let op: – gezichtsmasker (mimiek) – lichaamshouding – spierspanning – toename van bloeddruk, pols en ademhaling – ontstekingsreacties (roodheid, zwelling, warmte, enz.) – uitingsvorm van pijn – pupillen (verwijd).	Om een completer beeld te krijgen van het probleem en de manier waarop de zorgvrager ermee omgaat.	Pijn kan het beste door de zorgvrager zelf beoordeeld worden. Objectieve gegevens zijn niet belangrijker dan de uitspraken van de zorgvrager over de pijn. Ze helpen wel pijn van de zorgvrager gericht te kunnen observeren.
8 Bespreek met de zorgvrager factoren die de pijntolerantie mogelijk verminderen.	Bespreek voor zover van belang: – ongeloof van anderen – kennistekort (bijv. ten aanzien van belang van adequate pijnstilling) – angst (o.a. voor verslaving aan medicijnen) – gevoelens van moeheid/ slaapstoornis – gevoelens van verveling – functie van afleiding bij pijn – functie van huidprikkeling bij pijn.	Om te kunnen bepalen of je er in het gesprek of later iets mee moet doen.	Mocht de zorgvrager lacunes hebben in kennis en inzicht in één of meerdere factoren, geef dan informatie en/of advies. Als je dat in hetzelfde gesprek wilt doen, houd dan in de gaten of je genoeg tijd hebt. Let ook op of de zorgvrager dit aankan.

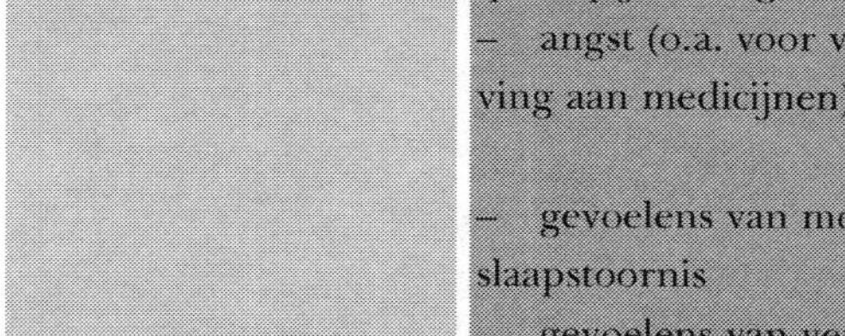

8

PROCEDURE	WERKWIJZE	TOELICHTING	AANDACHTSPUNTEN/ KRITIEKE PUNTEN/ OBSERVATIES
			Het is van belang dat de zorgvrager het belang onderkent van adequate pijnstilling in relatie tot zijn postoperatieve herstel en het voorkomen van complicaties.
9 Bespreek met de zorgvrager de mogelijke verpleegkundige diagnose *Pijn*, de doelen en de daarbij horende interventies.	Bespreek met de zorgvrager de geconcretiseerde verpleegkundige diagnose *Pijn*.	Om na te gaan of de zorgvrager jouw beeld deelt.	Leg de zorgvrager voor wat volgens jou de beste interventies zijn, nadat je hem eerst uitgenodigd hebt zijn opvattingen te vertellen.
	Bespreek haalbare doelen en overweeg mogelijke interventies.	Om tot een gezamenlijke keuze en tot concrete interventies te komen.	Bespreek eventuele verschillen. Let erop dat je je taalgebruik afgestemd houdt op de zorgvrager.
10 Maak een keuze voor één of meerdere interventies en schakel zo nodig een andere discipline in.	Bespreek met de zorgvrager wat hij het liefst zou willen en overleg over wat het meest wenselijk en haalbaar lijkt. Bespreek wanneer je eveneens een hulpverlener uit een andere discipline wilt inschakelen. Maak concrete afspraken over wanneer, wat en hoe iets gebeuren gaat.	Om af te kunnen stemmen op de verwachtingen van de zorgvrager en de motivatie voor de gemaakte keuzes, en om de evaluatiemomenten af te spreken.	Vraag eerst de zorgvrager zijn keuzes te maken. Vraag hem ook te vertellen wat hij daarvan verwacht en waarom hij deze keuzes maakt. Vervolgens geef je vanuit jouw professionaliteit (met inachtneming van het afdelings- en ziekenhuisbeleid) aan wat jij de beste keuzes vindt.
11 Bespreek met de zorgvrager mogelijkheden om te anticiperen op de pijn.	Bespreek wat de zorgvrager kan doen als hij de pijn voelt aankomen.	In het algemeen geldt dat pijn eenvoudiger te behandelen is als deze zich nog ontwikkelt.	Het is niet altijd betrouwbaar te voorspellen wanneer de pijn het hevigst is. Bekijk ook of het reëel haalbaar is voor de zorgvrager om te kunnen anticiperen op de pijn. N.B. Postoperatieve pijn neemt af!

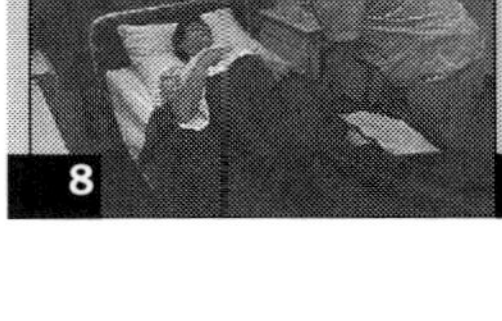
8

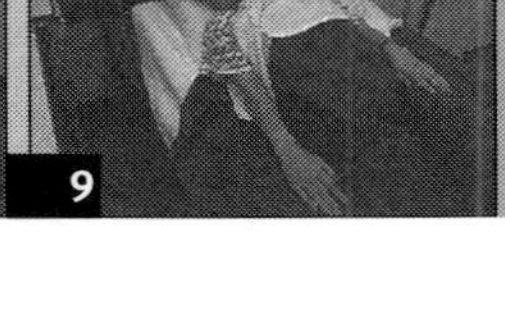
9

PROCEDURE	WERKWIJZE	TOELICHTING	AANDACHTSPUNTEN/ KRITIEKE PUNTEN/ OBSERVATIES
Evaluatie			
12 Evalueer het gesprek met de zorgvrager.	Vraag de zorgvrager hoe hij het gesprek ervaren heeft: – Heeft hij alles kunnen vertellen? – Heeft hij nu echt zicht op wat er afgesproken is? – Hoe voelde hij zich tijdens het gesprek? – Wat vond hij van het gesprek? – Ben je duidelijk geweest?	Ter afronding van het gesprek en om informatie te verkrijgen voor het eventueel bijstellen van de zorg. I.v.m. het welbevinden van de zorgvrager.	
	Vraag of er nog verdere vragen zijn.	Tevens geeft het de mogelijkheid feedback te krijgen van de zorgvrager.	
	Beëindig het gesprek met het herhalen van de eerst volgende afspraak.		
13 Rapporteer.	Rapporteer: – de besproken verpleegkundige diagnose, doelen en interventies – een samenvatting van de informatie die hiertoe geleid heeft – de concrete afspraken – hoe het gesprek verlopen is.	I.v.m. de continuïteit van zorg.	Zorg dat zo nodig ook hulpverleners uit andere disciplines op de hoogte zijn. Dit kan zo mogelijk via het multidisciplinaire overleg.
14 Breng de omgeving weer in orde.	Zet het sein uit.		Ga na of de zorgvrager nog wensen heeft.

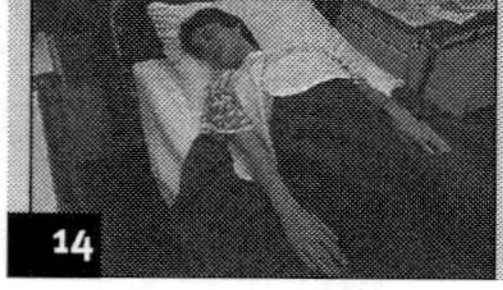
14

In dit deel beschrijven we twee afleidingsmethoden voor pijnbestrijding. Dit zijn protocollen. Een protocol is, in tegenstelling tot een verbalisatieschema, een volledige beschrijving van de uitvoering van de handeling. In het kader van de pijnbestrijding behoren psychosociale interventies net als massage tot het competentiegebied van verpleegkundigen. Veel ontspanningstechnieken zijn erop gericht de zorgvrager bewust te maken van de spanningsopbouw in de spieren, waardoor pijnlijke spanningsopbouw kan worden verminderd of voorkomen. Afleidingstechnieken hebben veelal als doel dat de zorgvrager zich richt op andere stimuli, waardoor de pijn minder centraal staat. (CBO, 1994).

A Beschrijving van ademhalingstechnieken voor pijnbestrijding

In dit protocol beschrijven we de werkwijze voor de hartslagademhaling en voor de 'hie-hoe-ademhaling'. We gaan ervan uit dat de zorgvrager uitleg over deze ademhalingstechnieken heeft gekregen en dat hij gemotiveerd is deze te leren. De zorgvrager kan zelf zijn pols tellen. De zorgvrager heeft een halfzittende houding aangenomen in bed of zit op de stoel. De zorgvrager oefent voor het eerst onder begeleiding van de verpleegkundige.

VOORBEREIDING

1 Raadpleeg het verpleegkundig dossier voor concrete afspraken.
2 Bereid zorgvrager voor op de oefening:
- vraag zorgvrager of hij duidelijk heeft wat hij waarom gaat oefenen;
- ga in op eventuele onduidelijkheden;
- vraag de zorgvrager of hij eerst gebruik wil maken van het toilet;
- vraag/help zorgvrager in comfortabele houding;
- houd rekening met culturele invloeden t.a.v. pijnbeleving en psychosociale factoren;
- informeer je over de specifieke situatie van de zorgvrager en stem je communicatie af;
- kies in overleg met de zorgvrager een geschikt moment.

3 Creëer oefenruimte:
- zet het sein aan;
- doe de radio of tv uit;
- licht eventuele kamergenoten in;
- scherm desgewenst het bed/de stoel af;
- sluit ramen/deuren.

4 Vraag de zorgvrager een aantal malen rustig in en uit te ademen, ± 9 ademhalingen per minuut zo mogelijk met zijn handen op de buik.
5 Vraag de zorgvrager door te gaan met rustig te ademen.
6 Adem met zorgvrager mee in een rustig tempo.

UITVOERING

7 *De hartslagademhaling:*
- Vraag de zorgvrager zijn pols te tellen.
- Vraag de zorgvrager de hartslagademhaling te doen door na elke tweede hartslag in te ademen en na elke derde hartslag uit te ademen.

De 'hie-hoe-ademhaling':
- Vraag de zorgvrager bij elke 'hie' in te ademen.
- Vraag de zorgvrager bij elke 'hoe' uit te ademen.

8 Doe met de zorgvrager de ademhalingen mee op de voorgeschreven wijze.
9 Herhaal zo lang gewenst is.
10 Ga ter afronding zelf rustig ademhalen en instrueer zorgvrager door te gaan met de hartslag-ademhaling of de 'hie-hoe-ademhaling'.
11 Let op de zorgvrager of hij de afgesproken ademhaling goed blijft doen.
12 Geef aan wanneer de zorgvrager kan stoppen.

evaluatie

13 Evalueer de oefening:
- Wat ging goed, wat minder en hoe kwam dat?
- Hoe vond de zorgvrager jouw begeleiding?

14 Maak afspraken voor vervolg oefenprogramma:
- Hoe vaak en wanneer.
- Al of niet onder begeleiding van een verpleegkundige.

15 Rapporteer evaluatiegegevens en afspraken voor oefenprogramma.

B Beschrijving van progressieve ontspanning vóór pijnbestrijding

Bij de progressieve ontspanning wordt eerst de spier aangespannen, vervolgens ontspannen. In de beschrijving gaan we uit van een liggende volwassen zorgvrager. De zorgvrager is voorbereid en gemotiveerd voor deze oefening. Hij doet de oefening voor het eerst onder begeleiding van een verpleegkundige. Van de eerste oefening hebben we een volledige instructie gegeven, voor elke oefening driemaal de gesproken tekst. Daarna kun je deze teksten variëren bij de volgende oefeningen.

VOORBEREIDING

1 Raadpleeg het verpleegkundig dossier voor concrete afspraken.
2 Bereid zorgvrager voor op de oefening:
- Vraag zorgvrager of hij duidelijk heeft wat hij waarom gaat oefenen.
- Ga in op eventuele onduidelijkheden.
- Vraag de zorgvrager of hij eerst gebruik wil maken van het toilet.
- Vraag/help zorgvrager in comfortabele houding.
- Vraag/help eventuele knellende kleding los te maken.
- Houd rekening met culturele invloeden t.a.v. pijnbeleving en psychosociale factoren.
- Informeer je over de specifieke situatie van de zorgvrager en stem je communicatie af.
- Kies in overleg met de zorgvrager een geschikt moment.

3 Creëer oefenruimte:
- Zet het sein aan.
- Doe de radio of tv uit.
- Licht eventuele kamergenoten in.
- Scherm desgewenst het bed af.
- Sluit ramen/deuren.
- Plaats het bed op werkhoogte, zodat de zorgvrager en jij op gelijke hoogte zitten.
- Zet een stoel voor jezelf zo naast het bed, dat je met de gezichten naar elkaar zit.

UITVOERING

4 Kalmerende opmerkingen zijn de eenvoudigste vorm van ontspanning en kunnen vergezeld gaan van participatie van de zorgvrager zoals hierna beschreven wordt.
Geef algemene instructie vooraf:
- Zo meteen gaat u uw spieren spannen, steeds sterker, ongeveer vijf seconden.
- Daarna ontspant u de spier, ongeveer vijftien seconden.
- Elke oefening doet u driemaal.
- Geniet van de ontspanning, merk hoe prettig de ontspanning voelt.
- Merk dat u zich kunt ontspannen als u dat wilt.
- Als ik zeg 'ontspan' zeg het woord dan mee.
- Probeer alle aandacht op de lichaamsdelen te houden, waarmee u op dat moment oefent, dus als we oefenen met de handen dan let u op de handen en armspieren.
- Probeer de rest van uw lichaam ontspannen te houden.

5 Vraag de zorgvrager om lekker te gaan liggen, de ogen dicht te doen en ± 5 rustige buikademhalingen te doen.
6 Vraag of de zorgvrager met een hoofdknikje wil aangeven als hij zover is.
7 Observeer de zorgvrager tijdens deze oefening en corrigeer het eventueel spannen van andere spieren, zoals die van het voorhoofd.

8 Instrueer met rustige stem.

Oefening voor linkerarm:

- Leg uw linkerarm naast uw lichaam en bal op een inademing uw vuist.
- Strek uw arm een beetje uit en bal uw vuist steeds sterker, houd even vast.
- Ontspan uw vuist langzaam op een uitademing en voel de ontspanning.
- Dit gaan we twee keer herhalen.
- Bal uw linkerhand terwijl u inademt, voer de spanning iets op, nog iets en....
- Ontspan weer langzaam op uw uitademing, let op het gevoel van ontspanning.
- Voel het verschil tussen uw linker- en uw rechterhand.

Oefening voor rechterarm:

- Laat uw linkerarm zwaar en rustig liggen, en concentreer u nu op uw rechterarm.
- Voel het verschil tussen de linker- en de rechterarm.
- Span de spieren van uw rechterarm.
- Maak een vuist terwijl u inademt en strek de arm, voel de spanning.
- Adem uit en laat nu rustig los en zeg tegen uzelf 'los'.
- Voel het gevoel van ontspanning.
- We gaan ook dit twee keer herhalen.
- Adem rustig in en bal de vuist van uw rechterhand.
- Span uw spieren, houd vast en....
- Ontspan terwijl u uitademt.
- Let op het gevoel van ontspanning.
- Span nu voor de derde keer uw spieren in uw rechterhand.
- Adem rustig in en voer de spanning op, en... adem rustig uit en ontspan.
- Laat beide armen rustig en ontspannen langs uw lichaam liggen.

Oefening voor het voorhoofd:

- Concentreer u nu op uw voorhoofd.
- Span de spieren van het voorhoofd, terwijl u inademt.
- Trek uw wenkbrauwen zo hoog mogelijk op.
- Voel de spanning. Dit is spanning.
- Laat uw wenkbrauwen langzaam zakken, zeg tegen uzelf 'los'.
- Laat de spieren helemaal los.
- Geniet van de ontspanning.
- We gaan dit tweemaal herhalen.

Oefening voor de spieren rond de mond en kaken:

- Het voorhoofd voelt nu lekker ontspannen aan.
- Richt uw aandacht nu op uw mond en kaken.
- Pers uw lippen op elkaar terwijl u inademt en klem uw kaken stevig op elkaar.
- Ervaar de spanning.
- Ontspan.
- Houd de mond iets open en adem uit.
- Geniet van de ontspanning.
- Ook dit herhalen we tweemaal.
- Voel terwijl u uitademt hoe uw gezicht zich ontspant.
- Houd de mond iets open bij het uitademen.
- Geniet van de ontspanning in uw hele gezicht.
- Voel die ontspanning toenemen.

Oefening voor de spieren van de borst, rug en schouders:
- Trek terwijl u inademt de schouders omhoog.
- Trek ze zo hoog mogelijk op naar uw oren.
- Voer de spanning op.
- Span de spieren van uw borst en rug, zo voelt spanning.
- Houd even vast en... zeg tegen uzelf 'los'.
- Dus uw schouders omlaag, terwijl u uitademt.
- Laat de spieren van uw borst en rug los.
- Ervaar het gevoel van ontspanning, voel de ontspanning.
- Nu voor de tweede maal.
- Voel hoe u daar ligt, een lekker behaaglijk, ontspannen gevoel.

Oefening voor de spieren van de maag en buik:
- Concentreer u op de spieren van uw maag en buik.
- Span die spieren, terwijl u diep inademt.
- Houd vast, voel de spanning.
- 'Ontspan' en adem uit.
- Laat de spieren van uw maag en buik helemaal los.
- Merk hoe de spanning eruit stroomt.

Oefening voor de spieren van het linkerbeen en rechterbeen:
- Til uw linkerbeen een beetje op en trek de tenen naar uw gezicht.
- Bestudeer de spanning in uw voet, uw onderbeen en uw bovenbeen.
- Houd even vast, adem uit, zeg 'los' en laat uw been zachtjes neerkomen op het bed.
- Voel hoe rustig en los u ligt.

Oefening voor het hele lichaam:
- Adem diep in, houd even vast en adem heel langzaam uit.
- Voel hoe u zich helemaal ontspant.
- Ontspan uw armen, uw gezicht, uw schouders, rug, maag, buik en benen.
- Voel hoe de ontspanning in uw hele lijf stroomt.
- U voelt zich steeds dieper en meer ontspannen.
- Ga door met uw hele lijf te ontspannen.
- Zeg tegen uzelf bij elke uitademing 'los... goed zo, los'.
- Zo meteen stoppen we met deze oefening.
- Als u wilt stoppen, telt u langzaam tot drie.
- Bij 1 krijgt u een gevoel van weer wakker worden.
- Bij 2 opent u de ogen.
- Bij 3 gaat u lekker even de ledematen bewegen en spannen.
- U voelt zich dan weer heerlijk fit.
- Blijf daarna nog even rustig liggen.

EVALUATIE

9 Evalueer de oefening:
- wat ging goed, wat minder en hoe kwam dat;
- hoe heeft de zorgvrager de oefening ervaren en jouw begeleiding.

10 Maak afspraken voor vervolg oefenprogramma:
- zelfstandig of met begeleiding oefenen;
- m.b.v. cassettebandje oefenen;
- data en tijden.

11 Rapporteer evaluatiegegevens en afspraken voor oefenprogramma.

6.3.2 Pijnbestrijding door massage

Massage kan de gewaarwording van pijnprikkels blokkeren en ontspanning geven. Het masseren van pijnlijke lichaamsdelen behoort in de meeste gevallen tot de deskundigheid van de fysiotherapeut, massage van de 'gezonde' lichaamsdelen tot de deskundigheid van de verpleegkundige (CBO, 1994).
Deze analyse betreft een ontspannende rugmassage waarbij er van uitgegaan wordt dat de zorgvrager op zijn buik kan liggen.

PROCEDURE	WERKWIJZE	TOELICHTING	AANDACHTSPUNTEN/ KRITIEKE PUNTEN/ OBSERVATIES
VOOR			
Zorgvrager			
1 Raadpleeg het verpleegkundig dossier.	Informeer je over de specifieke situatie van de zorgvrager.	I.v.m. de continuïteit van zorg.	Massage is vooral geïndiceerd bij spierpijn en spanning. Probeer met je massage hierop aan te sluiten.
	Ga na of er contra-indicaties zijn voor massage.		Houd er rekening mee dat massage voor de zorgvrager ook vermoeiend kan zijn.
	Ga na welke pijnbestrijding de zorgvrager krijgt.		
2 Bereid zorgvrager voor op de massage.	Geef op de zorgvrager afgestemde informatie en houd rekening met culturele invloeden t.a.v. de pijnbeleving en psychologische factoren.	Om daarop aan te kunnen sluiten.	Maak geen gehaaste indruk. De zorgvrager ziet massage al gauw als 'luxe' en wil niet te veel van je tijd in beslag nemen.
	Bespreek evt. eerdere ervaringen van de zorgvrager met massage.		
	Vraag/help de zorgvrager op de buik te gaan liggen met de rug en schouders ontbloot.	I.v.m. massage van de rug.	Vergeet niet na te gaan hoe de zorgvrager het lekkerste ligt, bijvoorbeeld met of zonder kussentje.
	Dek de blote rug en schouders toe als je niet masseert.	Om afkoeling te voorkomen.	
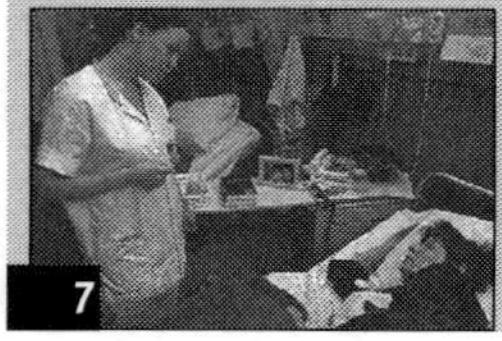 7			

PROCEDURE	WERKWIJZE	TOELICHTING	AANDACHTSPUNTEN/ KRITIEKE PUNTEN/ OBSERVATIES
3 Inspecteer de huid van de zorgvrager.	Let op wondjes, afwijkingen.	Vooral zorgvragers met weinig onderhuids vet- en bindweefsel moeten voorzichtig gemasseerd worden. Het is al gauw pijnlijk.	Wees alert op het van nature geringe onderhuids bindweefsel.
	Stel je op de hoogte van de kenmerken van de huid van deze zorgvrager.		
Omgeving			
4 Creëer een werkomgeving.	Zet het sein aan. Voorkom dat je tussentijds de handeling moet onderbreken.	De bedoeling van massage is ontspanning. Prikkels uit de omgeving werken meestal negatief.	Meestal vinden zorgvragers het wel prettig om tijdens de massage met je te praten. Een rustige omgeving nodigt hiertoe ook uit.
	Zorg voor de privacy (sluit de bedgordijnen/ramen/deuren).		
	Voorkom afkoeling van de zorgvrager (sluit ramen en deuren, leg een laken over de rug van de zorgvrager).		
	Zet het bed op een voor jou goede werkhoogte.	Een goede werkhouding maakt massage minder vermoeiend.	Voorkom rugklachten bij jezelf.
Techniek			
5 Leg de benodigdheden klaar.	Pak benodigdheden: – massageolie op naam van de zorgvrager	I.v.m. voorkomen van (kruis)infecties.	Bedenk dat pleisters door vette olie vaak loslaten en ook niet meer op een vette huid hechten. Neem dus evt. nieuwe pleisters en dergelijke mee.
	– handdoek.	Om de rug van de zorgvrager toe te dekken en na afloop droog te deppen.	
6 Was en/of desinfecteer de handen.	Was en/of desinfecteer de handen volgens standaardprocedure.	Ter voorkoming van het overdragen van micro-organismen.	Was je handen van te voren eventueel met warm water, zodat je handen niet te koud zijn voor de zorgvrager. Let erop dat je handen goed droog zijn.

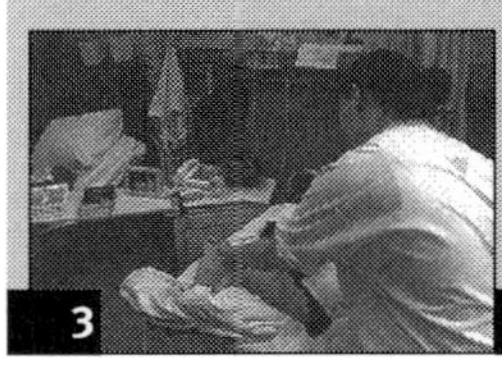
3

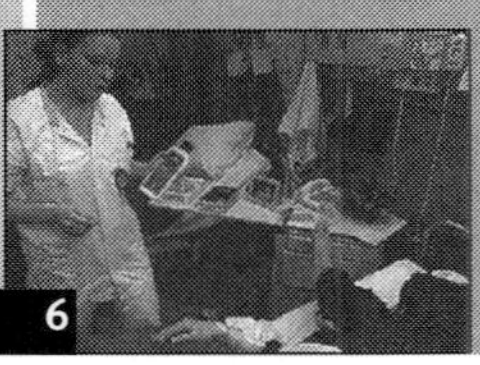
6

PROCEDURE	WERKWIJZE	TOELICHTING	AANDACHTSPUNTEN/ KRITIEKE PUNTEN/ OBSERVATIES
TIJDENS			
Zorgvrager			
7 Observeer en begeleid de zorgvrager.	Let op evt. pijnervaringen. Vraag de zorgvrager te vertellen als iets zeer doet.	Om je handelen aan te kunnen passen.	Voorkom dat de zorgvrager gespannen raakt, omdat hij onvoldoende weet wat je gaat doen.
	Probeer door middel van een gesprek de zorgvrager wat af te leiden.	Alleen als dat nodig is om de zorgvrager te laten ontspannen.	
	Vertel wat je doet en wat je gaat doen.	De zorgvrager ligt op zijn buik en kan niet goed volgen wat je doet.	
	Vraag regelmatig hoe het gaat.	Om te weten of alles naar wens gaat.	Vergeet niet de lichaamsdelen die je niet masseert toe te dekken.
Omgeving			
Voorkom storing. Storing geeft vaak spierspanning.			
Techniek			
8 Breng de massageolie aan.	Wrijf je handen tegen elkaar. Sprenkel olie op je eigen handen.	Om de koude weg te kunnen wrijven.	Voorkom olievlekken op beddengoed en nachtkleding van de zorgvrager.
			Leg de flacon olie eventueel even in een kom lauwwarm water.
9 Observeer en voel de huid van de zorgvrager.	Door de olie zachtjes uit te strijken, kun je de elasticiteit en dikte van de huid en onderliggende weefsels beoordelen.	Ieder mens heeft zijn eigen huidtype. Pas je handelen daarop aan.	De zorgvrager moet de massage wel voelen, maar het mag zeker geen pijn doen.

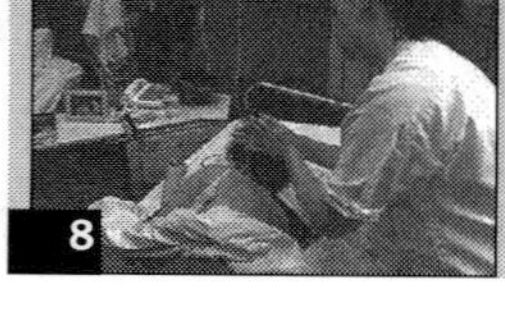

PROCEDURE	WERKWIJZE	TOELICHTING	AANDACHTSPUNTEN/ KRITIEKE PUNTEN/ OBSERVATIES
10 Zorg voor een goede werkhouding.	Ga naast het bed staan met een rechte rug en je voeten enigszins (± 30 cm) uit elkaar. Je knieën iets gebogen.	Ter voorkoming van rugklachten.	Zorg dat je zo min mogelijk met je rug 'werkt'.
11 Masseer schouders en rug.	Begin bij de schouders.	Dit is minder intiem dan de lage rug of bovenkant billen.	
	Plaats je handen aan de buitenkant van de schouders van de zorgvrager en ga met een lange beweging naar de heupen.		
	Ga vervolgens met je handen naar de onderkant van de rug en strijk langs de wervelkolom omhoog naar de nek. Plaats je duimen langs de wervelkolom en laat je vingers omhoog wijzen.		
	Herhaal deze cyclus zo vaak als nodig. Volg de spieren in hun richting.	'Dwars' tegen de spier in masseren voelt niet prettig.	Wrijf niet te hard over die plaatsen waar het bot dicht onder de huid zit, zoals bij de uitsteeksels van de wervelkolom.
	Laat de druk die je uitoefent niet teveel wisselen.	Juist een monotone beweging bevordert ontspanning.	Bedenk dat een hardhandige massage meestal een slechte massage is.
	Als de zorgvrager goed ontspannen is en de spieren goed warm zijn, kun je de druk iets opvoeren.		
	'Kneed' voorzichtig de bovenkant van de schouders en de aanhechting van de schouderspieren.	Hier is de spierspanning van nature hoog.	Vraag ook nu of het pijn doet.

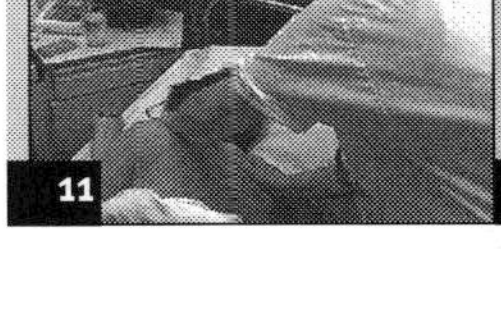

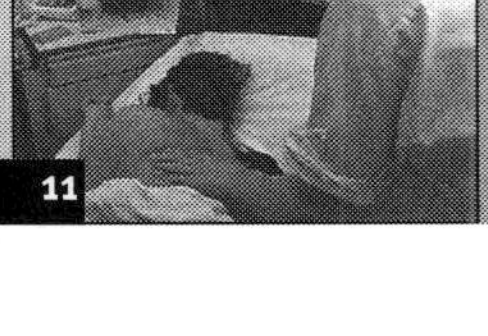

PROCEDURE	WERKWIJZE	TOELICHTING	AANDACHTSPUNTEN/ KRITIEKE PUNTEN/ OBSERVATIES
	Masseer de lage rug en bovenkant billen.	De spieren in dit gebied zijn vaak minder sterk en dus sneller vermoeid bij inspanning.	Als de zorgvrager het niet prettig vindt om op deze plaats gemasseerd te worden, zal hij dit op deze wijze discreet kunnen aangeven.
	Ga ongeveer 10 tot 20 minuten door.	Korter of langer heeft weinig zin.	Gemasseerd worden kan als vermoeiend worden ervaren.
12 Rond je handeling goed af.	Sluit af door de druk van je handen tijdens het masseren te verminderen en eindig met 'strelen'.	Dit vergroot het gewenste ontspanningseffect.	
13 Reinig de huid van de zorgvrager.	Dep de huid met de handdoek droog. Breng eventueel bodylotion aan.	Zodat het plakkerig gevoel weg is.	
NA			
Zorgvrager			
14 Help de zorgvrager weer terug in de gewenste houding.	Help/vraag zorgvrager zijn kleding aan te doen.	I.v.m. comfort en welbevinden zorgvrager.	
	Help/vraag zorgvrager in de gewenste houding, opdat hij lekker ontspannen kan liggen.		
	Zorg ervoor dat de zorgvrager bij zijn spullen kan.		
15 Evalueer en rapporteer de zorg.	Vraag hoe de zorgvrager massage ervaren heeft. Is het beoogde effect bereikt en was de manier van werken goed?	I.v.m. kunnen bijstellen van zorg.	Denk eraan dat het gewenste effect ontspanning is.

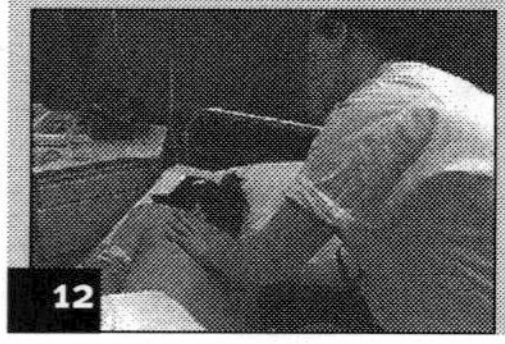

12

PROCEDURE	WERKWIJZE	TOELICHTING	AANDACHTSPUNTEN/ KRITIEKE PUNTEN/ OBSERVATIES
	Vraag de zorgvrager naar zijn ervaringen.		Ga nu niet uitgebreid praten!
	Rapporteer je bevindingen, o.a. wijzigingen huidconditie, effect massage en bijstellingen in de zorg.		
Omgeving			
16 Breng de omgeving in orde.	Open de bedgordijnen, enz.		
	Zet het bed in de gewenste stand.	I.v.m. comfort zorgvrager.	
	Sluit evt. gordijnen een beetje als de zorgvrager even wil rusten.	I.v.m. ontspanning door massage.	
	Zet het sein uit.		
Techniek			
17 Ruim de materialen op.	Zet het flesje met massageolie in het nachtkastje van de zorgvrager.	Voorkomt dat dezelfde olie voor een andere zorgvrager gebruikt gaat worden.	
18 Was en/of desinfecteer de handen.	Volgens standaardprocedure.	Ter voorkoming van het overdragen van micro-organismen.	

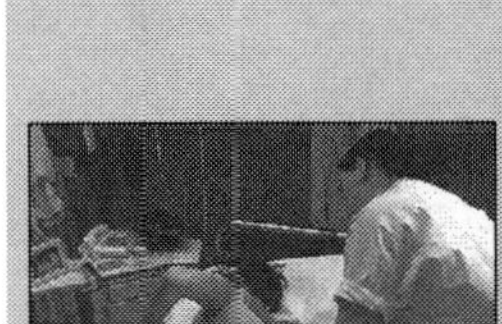
15

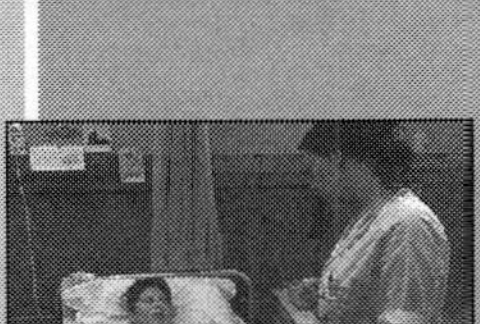
16

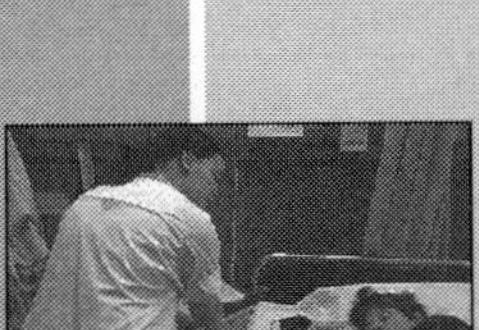
17

6.4 Leerresultaten

Controleer of je de onderstaande leerresultaten bereikt hebt en vul deze aan met eigen, wellicht meer specifieke leerresultaten. Als je over sommige resultaten twijfelt, kijk dan nog even de bijbehorende opdrachten na. Ga ook na of je nog volgens studieplanning werkt of dat je je planning en wijze van studeren moet aanpassen. Vraag eventueel advies aan medestudenten en/of aan je begeleidend docent.

IK KAN:

1 pijn verklaren met behulp van verschillende theorieën;
2 een aantal methoden van pijnbestrijding verklaren met behulp van theorieën over pijn;
3 met voorbeelden toelichten welke factoren van invloed zijn op het ontstaan van pijn;
4 toelichten wat het hebben van pijn voor een zorgvrager kan betekenen en hoe ik daarmee omga;
5 motiveren wat het belang is van adequate pijnbestrijding in de postoperatieve fase;
6 toelichten hoe ik een zorgvrager met pijn kan motiveren voor ontspanningsoefeningen;
7 motiveren met welke factoren ik rekening houd tijdens het afnemen van een pijnanamnese bij een zorgvrager;
8 motiveren met welke factoren ik vanuit cultureel perspectief rekening houd bij het beoordelen en behandelen van pijn;
9 toelichten op welke wijze een anamnesegesprek met een zorgvrager met acute pijn kan verlopen;
10 toelichten op welke wijze ik bij een zorgvrager een pijnscore vaststel en hoe ik deze interpreteer;
11 met voorbeelden toelichten wanneer pijnbestrijding door massage zinvol is;
12 toelichten hoe pijnbestrijding door massage uitgevoerd moet worden;
13 een tweetal ontspanningstechnieken voor pijnbestrijding uitleggen en motiveren wanneer ze zinvol zijn;
14 toelichten wat het voor mij betekent als ik zorgvragers met acute pijn verpleeg;
15 toelichten hoe ik omga met verschillende opvattingen over pijn in een gegeven situatie;
16 motiveren op welke manier ik de autonomie kan bevorderen van een zorgvrager met acute pijn;
17 aangeven hoe ik de continuïteit van zorg kan bewaken bij een zorgvrager met pijn;
18 ...
19 ...
20 ...

7 Zelfevaluatietoets en trainingsbijeenkomst

De zelfevaluatietoets kun je beschouwen als controle op je theoretische voorbereiding van de nieuwe vaardigheden. Als je gewend bent jezelf regelmatig tijdens het studeren te toetsen (om na te gaan of je het nog begrijpt), dan komen de vragen in paragraaf 7.1 je hopelijk bekend voor.

Als je de werkwijze van de vaardigheden kent en goed begrijpt, kun je deze 'in de vingers' zien te krijgen. Voordat je zelfstandig gaat oefenen heb je een trainingsbijeenkomst onder begeleiding van de docent. De trainingsbijeenkomst vormt de schakel tussen je theoretische voorbereiding en de practicumopdrachten. In paragraaf 7.2 gaan we hierop kort in.

7.1 Zelfevaluatietoets

Deze zelfevaluatietoets bestaat uit 25 waar/niet waar-vragen. De vragen hebben betrekking op de theorie van de verpleegkundige vaardigheden uit dit werkcahier. Beantwoord onderstaande vragen. Ga voor jezelf na of je ook begrijpt waarom een bepaalde bewering waar of niet waar is.

BEWERING		WAAR	NIET WAAR
1.	Rokers zijn gepredisponeerd voor complicaties tijdens en na een operatie.		
2.	Het bed moet postoperatief beschermd worden i.v.m. mogelijk braken van de zorgvrager.		
3.	Kort na een operatie is er dikwijls sprake van een (te) lage lichaamstemperatuur.		
4.	Een van de interventies bij taai slijm na een tracheotomie is het laten drinken van de zorgvrager.		
5.	Indien een zorgvrager met een tracheotomie hevig benauwd wordt en op voorschrift van de arts zuurstof krijgt toegediend, gebeurt dit middels een zuurstofkatheter in de tracheacanule.		

BEWERING	WAAR	NIET WAAR
6. Een strikt gehanteerde aseptische werkwijze is per se nodig bij de zorg voor de zorgvrager met tracheotomie in de eerste 3-5 dagen postoperatief.		
7. Een uitzuigkatheter heeft slechts één opening om adequaat vacuüm te trekken.		
8. Voor het inbrengen van de uitzuigkatheter wordt deze bevochtigd met steriel fysiologisch zout of steriel aqua destillata.		
9. Waterstofperoxide wordt aanbevolen om taai slijm in de buitencanule te verwijderen.		
10. De uitzuigkatheter wordt in de regel zuigend ingebracht.		
11. I.v.m. infectiepreventie wordt een tracheacanule afgedekt met een steriel gaas.		
12. Hechtingen op de rug worden in het algemeen sneller verwijderd dan hechtingen elders op het lichaam.		
13. Indien de wondranden geheel aansluiten en de wond er goed uitziet is de kans op infectie bij het hechtingen verwijderen zo klein dat steriele handschoenen niet nodig zijn.		
14. Je gaat bij mevrouw Gerritsen haar hechtingen verwijderen. Zij heeft individueel geknoopte hechtingen. In dit geval begin je bij de eerste hechting.		
15. Meneer Blaisse heeft een rode wond met drain. De wond maak je schoon van binnen naar buiten.		
16. Pierre van Buren heeft een rode wond met drain. Voor de verzorging gebruik je steriele handschoenen.		
17. Het toepassen van meerdere interventies van pijnbestrijding bij een zorgvrager werkt averechts.		
18. In het kader van de Wet BIG mogen analgetica door verpleegkundigen zelfstandig worden toegediend, mits de arts dit heeft voorgeschreven.		
19. Het 'Ei van Loeser' verklaart dat sommige zorgvragers pijn hebben zonder dat er (nog) een duidelijke lichamelijke oorzaak te vinden is.		
20. Chronische pijn kan ontstaan door slechte pijnstilling tijdens de acute periode.		

BEWERING		WAAR	NIET WAAR
21.	Overdosering van pijnstillers is goed te voorkomen door deze alleen 'zo nodig' toe te dienen.		
22.	Na letsel met reeds ingetreden oedeem is koude een probaat middel om het oedeem te verminderen.		
23.	Het doen van ontspanningsoefeningen, als pijnverlichtende interventie, is gericht op het zelf kunnen beïnvloeden van pijn.		
24.	Mevrouw De Vries heeft trombose. Dit is een contra-indicatie voor massage.		
25.	Om pijn in te schatten heb je objectieve en subjectieve gegevens nodig. Verwijde pupillen is een subjectief gegeven.		

Je vindt de antwoorden op deze toets in hoofdstuk 10. Neem bij een foutief antwoord de betreffende leerstof nogmaals door. Bespreek met medestudenten de argumenten die je had om de bewering als waar of niet waar aan te kruisen.

Hoeveel vragen heb je correct beantwoord?

7.2 Trainingsbijeenkomst

De zelfevaluatietoets kun je beschouwen als afsluiting van je theoretische voorbereiding. Je hebt de kennis rondom de vaardigheden goed in je hoofd. Je snapt ook de principes waarop de vaardigheden berusten en kunt in grote lijnen aangeven op welke wijze vaardigheden uitgevoerd moeten worden. Nu moet je de vaardigheden 'in de vingers' zien te krijgen.
Voordat je alleen of met medestudenten de practicumopdrachten gaat uitvoeren, heb je nog een trainingsbijeenkomst onder begeleiding van de docent.
In dit cahier wordt op die bijeenkomst niet uitgebreid ingegaan. De vormgeving daarvan is de verantwoordelijkheid van de docent.
In hoofdlijnen kun je het volgende van deze bijeenkomst(en) verwachten.

Er wordt nagegaan of je alles goed begrepen hebt

Aan het begin van de bijeenkomst is er gelegenheid om onduidelijkheden, vragen en opmerkingen die je na de voorbereiding nog hebt, aan de orde te stellen en op te helderen. Eventuele vragen of knelpunten over je manier van studeren (verkeerde planning, enz.) kunnen dan ook aan bod komen.

Hoofdlijnen en aandachtspunten worden samengevat

Alvorens tot demonstratie en oefening over te gaan, worden de belangrijke stappen en kritieke punten van de vaardigheden nog eens op een rijtje gezet. Je moet het verloop van de handeling hardop kunnen vertellen (wat ga ik doen en waar moet ik speciaal op letten). De ene keer zal de docent dat zelf doen, een andere keer zal een student worden uitgenodigd dit te doen.

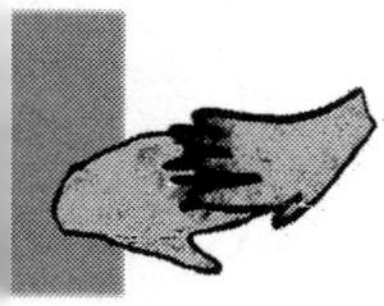

De docent geeft een demonstratie

De docent zal (zelf of op video) de gehele vaardigheid demonstreren, zodat je nog eens goed kunt zien hoe deze precies verloopt. Daarna kun je vragen stellen en opmerkingen maken. Vraag de docent eventueel om het nog een keer voor te doen. Een student wordt uitgenodigd de vaardigheid te proberen.
De docent zal een van de studenten uitnodigen een keer te proberen de vaardigheid uit te voeren. Dat levert ook weer aandachtspunten op die van belang kunnen zijn als je zelf gaat oefenen.

Iedereen kan oefenen

Het is belangrijk om tijdens de trainingsbijeenkomsten allemaal feitelijk te kunnen oefenen. Nu kan de docent je nog helpen bij de eerste stappen die je zet om de vaardigheden te gaan beheersen. Hij of zij kan je attent maken op al te grote fouten en je tips geven die het leren van de uitvoering vergemakkelijken.

Als tijdens de trainingsbijeenkomsten deze stappen zijn gezet, is het verantwoord om over te gaan naar de practicumopdrachten. Onduidelijkheden zijn nu opgehelderd, je hebt een duidelijk beeld hoe de vaardigheden moeten worden uitgevoerd en je hebt de belangrijke stappen en kritieke punten goed in je hoofd.
Aan de hand van de practicumopdrachten kun je nu met je medestudenten verder oefenen om voldoende handigheid te verkrijgen in het uitvoeren van de verschillende vaardigheden. Hierdoor kun je straks in de praktijk bij zorgvragers de handelingen verantwoord – eerst onder begeleiding – uitvoeren, zonder dat de zorgvrager onnodig risico loopt. Daarna kun je overgaan naar de opdrachten, waarbij je de vaardigheden in een rollenspel of een gesimuleerde praktijksituatie moet toepassen.

De trainingsbijeenkomst vormt de schakel tussen de theoretische voorbereiding en de oefenopdrachten.

8 Practicum

8.1 Inleiding

Het practicum gebruik je voor het 'in de vingers' krijgen van de vaardigheid. Door goed te oefenen is het mogelijk om op school de meeste vaardigheden zo goed te beheersen dat het voor de zorgvrager en voor jezelf verantwoord is deze (onder begeleiding) toe te passen.
In dit practicum ga je oefenen met het verzorgen van een tracheacanule, het verzorgen van een rode wond met drain en de gehechte wond, een assessment bij een zorgvrager met pijn en enkele methoden voor pijnbestrijding. Na het oefenen op school kun je deze vaardigheden (eerst onder begeleiding) in je stage gaan uitvoeren. Daarnaast heb je voldoende kennis om in de stage (eerst onder begeleiding):

- een pijnanamnese af te nemen bij een zorgvrager met acute pijn;
- een zorgvrager te instrueren over het aanleren van ademhalingstechnieken bij pijn;
- pijn te bestrijden door massage;
- een zorgvrager voor te bereiden op een chirurgische ingreep.

In dit hoofdstuk krijg je een aantal richtlijnen, suggesties en opdrachten voor het oefenen met medestudenten op school. Het oefenen doe je met en soms op medestudenten. In het begin kun je het accent leggen op de technische uitvoering van de vaardigheid. Door jezelf hardop te begeleiden bij de uitvoering, geef je medestudenten de gelegenheid te reageren als zij denken dat dat nodig is.
De begeleidende en coördinerende aspecten van de vaardigheid betrek je erbij wanneer je de technische aspecten juist uitvoert. Je zult merken dat dit makkelijker gaat als je de technische kant begint te beheersen.

Voor het oefenen van de technische aspecten van de vaardigheden vind je in paragraaf 8.2 een aantal opdrachten. Voor het oefenen met de begeleidende aspecten van de vaardigheden zijn in paragraaf 8.3 een paar rollenspelen opgenomen. In kleine groepjes ga je hiermee aan de slag. De hulpmiddelen die je tijdens het oefenen kunt gebruiken staan in paragraaf 8.4 (de verbalisatieschema's) en in paragraaf 8.5 (de observatie- en oefenlijsten). Een verbalisatieschema is bedoeld als geheugensteuntje bij je eerste oefening(en). De O&O-lijsten kun je gebruiken om je eigen handelingen te evalueren en kunnen door de 'observator' gebruikt worden om aantekeningen te maken als jij aan het oefenen bent. Aantekeningen en concrete leerdoelen kun je hierop bijhouden voor het verdere oefenen. Mocht je op je gespreksvaardigheden concrete feedback willen, kijk dan ook naar de algemene gesprekslijst op www.tpvo.nl onder het kopje Skillslabmethode.
Zorg dat je na het oefenen in staat bent om de vaardigheid zonder hulp van een verbalisatieschema uit te voeren.

8.2 Oefenopdrachten met accent op de verpleegtechnische kant van de vaardigheid

Door het uitvoeren van de oefenopdrachten in deze paragraaf kun je jezelf vooral bekwamen in het onder de knie krijgen van de verpleegtechnische kant van de vaardigheid. Door dit in verschillende zorgsituaties te plaatsen, leer je je handelen verantwoord aan te passen als de situatie daarom vraagt.
Voordat je gaat oefenen verdeel je met elkaar de rollen van observator(en), zorgvrager en student.
Maak tijdens het oefenen gebruik van een vast oefenschema:
- Spreek de handeling hardop uit.
- Voer de handeling uit aan de hand van het verbalisatieschema.
- Evalueer je eigen uitvoering aan de hand van de O&O-lijst.
- Vraag de observator naar zijn/haar bevindingen.
- Stel zo nodig concrete aandachtspunten vast voor volgende oefeningen.
- Wissel na het doorlopen van het oefenschema van rol, zodat alle medestudenten de rol van verpleegkundige kunnen oefenen.

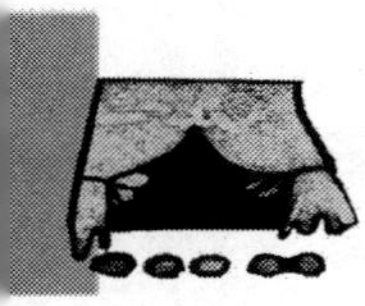

Herhaal je uitvoering tot je tevreden bent over de technische uitvoering. Soms is het verstandig een deelvaardigheid even een paar keer apart achter elkaar te oefenen, totdat je die kunt uitvoeren. Wanneer je in het begin vooral goed let op de technische uitvoering, dat wil zeggen de zorgvuldigheid, veiligheid en eventueel vlotte verloop, kun je daarna meer accent gaan leggen op het oefenen van de handeling in samenhang met begeleidende activiteiten.

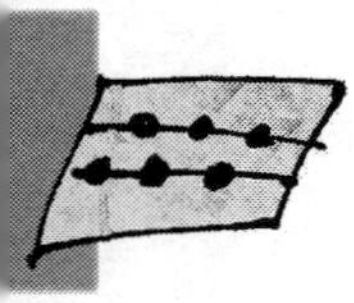

Kijk regelmatig terug naar de uitwerkingen van je studieopdrachten, zodat je je kennis en inzichten opnieuw aanwendt in de gevraagde situaties. Immers deze inzichten zijn erg belangrijk voor het straks in de praktijk kunnen aanpassen van de geleerde handelingen in de concrete zorgsituaties.

[BEHEERSINGSTAAK]

8.2.1 En nu alleen

De eerste keer heb je bij meneer Overgauw (4.2.10) de tracheacanule samen met Frenck verzorgd. Vandaag heeft Frenck jou gevraagd het alleen te doen. Hij blijft er wel bij, zodat je als dat nodig is hem advies kunt vragen. Van tevoren wil hij graag van je weten welke materialen je verzamelt en waar ze voor dienen. Omdat je je nog niet helemaal zeker voelt, spreek je met Frenck af de handeling 'droog' (d.w.z. op een oefenpop) te oefenen.

1 a Verzamel de benodigdheden en licht toe waar je ze voor nodig hebt.

1 b Raadpleeg nog eens de belangrijkste stappen zoals je die bij 4.2.10 op papier hebt gezet.

1 c Verbaliseer de handeling tijdens de uitvoering.

1 d Evalueer de handeling en ga na wat je lastige momenten vond tijdens de uitvoering.

1 e Bespreek met elkaar hoe je hier beter mee kunt omgaan.

1 f Welke aandachtspunten zijn van belang als de zorgvrager plat moet liggen?

[BEHEERSINGSTAAK]

8.2.2 Wat u moet weten...

Voor de werkbegeleider van Martijn (4.2.5) was het vrij duidelijk. Mevrouw Hazewinkel was echt een vrouw waarbij je op postoperatieve complicaties bedacht moest zijn. Ook voor jezelf ben je nagegaan welke dat zouden kunnen zijn en hoe je hierop zou kunnen anticiperen. Toen je je bevindingen daarna met je werkbegeleider doornam stelde deze jou voor om mevrouw Hazewinkel voor te bereiden op de operatie. Zoals je weet is de preoperatieve zorg gericht op het geestelijk en lichamelijk goed voorbereiden van de zorgvrager op de operatie om operatierisico's tijdens en na de operatie te vermijden.

2 a Bereid je voor op het houden van een gesprek met mevrouw Hazewinkel waarin je haar informatie geeft over de verpleegkundige interventies die de dag voorafgaand aan de operatie uitgevoerd worden. (Welke studieopdrachten in hoofdstuk 4 kun je hierover nog meer gebruiken?)

2 b Ga ook na welke informatie je mevrouw Hazewinkel geeft over wat zij na de operatie kan verwachten.

2 c Ga vooraf na waar je rekening mee houdt als je mevrouw Hazewinkel gaat informeren (schrijf dit op ten behoeve van de nabespreking).

2 d Voer het gesprek volgens je voorbereiding.

2 e Evalueer het gesprek en licht toe wanneer en waarom je bent afgeweken van je voorbereiding.

2 f Vergelijk je voorbereiding en uitvoering met je medestudenten en probeer na te gaan of het gesprek anders had kunnen lopen op basis van hun voorbereidingen.

[BEHEERSINGSTAAK]

8.2.3 Schoon moet schoon blijven

Tanja (5.2.1) had wel even moeten nadenken over de beste manier om de wonden van meneer Kaandorp te verzorgen. Zo zie je maar dat een simpele schaafwond op de arm samen met een eenvoudige operatiewond op de buik toch denken vereist. Want hoe weinig complex de wonden op zich waren, toch was het een combinatie van een gele en een rode wond. Kruisinfecties wil je dan voorkomen. Stel dat je de wonden van meneer Kaandorp moet verzorgen.

3 a Leg aan een medestudent uit welke wond je als eerste gaat verzorgen en waarom.

3 b Verzorg de gesimuleerde rode buikwond. Welke aanpassingen doe je aan de inhoudelijke analyse 5.3.1?

3 c Stel dat de buikwond een wond met drain is, hoe verloopt dan de verzorging van de wond?

3 d Stel dat je een diepe rode wond moet verzorgen. Welke materialen gebruik je dan?

[BEHEERSINGSTAAK]

8.2.4 Steekje voor steekje bekijken

Na de overdracht ga je naar Jan Gijpstra (taak 5.2.8) om zijn hechtingen te verwijderen. Nadat je hem op zijn gemak hebt gesteld, verwijder je het verband en inspecteer je de hechtingen op zijn linkerarm. Je ziet dat van de insteekopeningen van drie hechtingen aan het distale deel van de arm rood zien en ook vochtig zijn. De wond is op deze plek niet geheel gesloten. De overige insteekopeningen zien er goed uit en de wond is op deze plaatsen gesloten.

4 a Wat besluit je in deze situatie? Verwijder je alle hechtingen? Zo nee, wat doe je dan? Welke hechtingen haal je er wel uit en hoe?

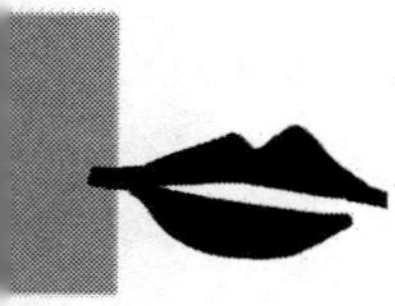

4 b Hoe informeer je Jan? Hoe houd je rekening met zijn angst?

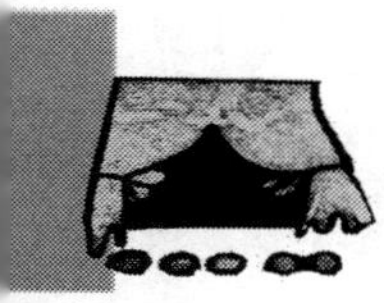

4 c Verwijder de hechtingen van een hechtlapje?

8.3 Oefenopdracht met accent op integratie van verpleegtechnische, begeleidende en coördinerende aspecten van de vaardigheid

Als het goed is, begin je de techniek van de vaardigheden langzamerhand onder de knie te krijgen. Dan is het nu tijd om je aandacht te richten op het op de zorgvrager gericht uitvoeren van de handeling. Hiertoe ga je de begeleidende aspecten bij het oefenen betrekken. Zo weet je inmiddels wat belangrijk is wanneer je een zorgvrager met een tracheacanule verzorgt. Je hebt je ook gerealiseerd dat hoe vaardiger je bent in het verzorgen van een tracheacanule des te meer de zorgvrager zich kan ontspannen. Het in de vingers krijgen van de techniek is, zoals je weet, een voorwaarde om tijdens de handeling aandacht te kunnen besteden aan de zorgvrager. Dit geldt in hoge mate voor deze complexe vaardigheden.

Niet alle interventies zijn middels oefenopdrachten aan bod gekomen. Dit geldt bijvoorbeeld voor het uitvoeren van progressieve ontspanningsoefeningen en het oefenen in het beoordelen van pijn. Eveneens heb je nog niet geoefend met het voorbereiden van een zorgvrager op zijn ontslag. Met behulp van de volgende rollenspelen kun je je verder bekwamen in het integreren van de begeleidende en verpleegtechnische aspecten van de vaardigheid. Hoe pas je bijvoorbeeld een ontspanningsoefening bij een zorgvrager toe wanneer het onduidelijk is of hij hiervoor wel gemotiveerd is? En hoe kun je een goede pijnanamnese afnemen bij een zorgvrager die bang is en dit misschien liever niet aan zijn overbezorgde echtgenote wil laten merken die aanwezig is?
Het benutten van deze oefensituaties is tevens een goede voorbereiding op een simulatiecontact met zorgvragers. Daarin wordt immers van je verwacht dat je kunt beslissen of je de vaardigheid moet uitvoeren en hoe je dat het beste kan doen.

Enkele tips voor het oefenen in een rollenspel

Voorbereiding op het rollenspel

Zorg dat je een groepje van minimaal drie studenten hebt en verdeel de rollen van: 1) verpleegkundige, 2) zorgvrager en 3) observator.
Voordat je tot handelen overgaat bereid ieder zich enige minuten voor op de rol. De verpleegkundige leest de betreffende situatieschets. De zorgvrager leest de eigen rolinstructie. De observator leest beide. Tevens bekijkt de observator de O&O-lijst met de betreffende vaardigheid.

Nabespreking van rollenspel

Na het rollenspel bespreek je hoe de vaardigheid door de 'verpleegkundige' is uitgevoerd.
Daarbij zijn de volgende punten van belang:

- De 'verpleegkundige' begint met terug te kijken op haar uitvoering.
- De belevingen van zowel 'zorgvrager' als 'verpleegkundige' worden besproken.
- Er wordt op de deelhandelingen teruggekeken, zo mogelijk met behulp van de door de observator ingevulde O&O-lijst.

[BEHEERSINGSTAAK]

8.3.1 De goede toon of de goede vraag?

Zoals je gemerkt hebt is het vaststellen van de verpleegkundige diagnose *Pijn* niet altijd eenvoudig, ondanks de heldere definitie *Pijn* is wat de zorgvrager zegt dat het is. Bij mevrouw Hamidie (6.2.9) heb je gemerkt dat haar culturele achtergrond en gebrekkige communicatie daar een rol bij spelen. Maar ook als de zorgvrager geen taalprobleem heeft, zoals meneer Verhoef (scène 1: *Pijnbestrijding door medicatie*) is het vaststellen van de diagnose Pijn niet altijd makkelijk. In deze scène wordt duidelijk dat mevrouw Verhoef zich zorgen maakt over het herstel van haar man. Wanneer haar duidelijk wordt dat hij waarschijnlijk over een paar dagen naar huis gaat, heeft zij zo haar twijfels. De verpleegkundige in de scène draagt er, ondanks zijn goedbedoelde optreden, niet toe bij dat mevrouw Verhoef gerustgesteld is en meneer Verhoef zich meer ontspant. Behalve dat je je kunt afvragen of het echtpaar voor de operatie voldoende geïnformeerd is over de herstelperiode en de activiteiten die daartoe bijdragen kun je ook je twijfels hebben bij de manier waarop de verpleegkundige ingaat op het aspect pijn.

Met behulp van deze scène ga je oefenen met het afnemen van een pijnanamnese in de gegeven situatie.

1 a Lees voordat je scène 1 gaat bekijken de zorgvragerinformatie over meneer Verhoef door. Bestudeer tevens de verpleegkundige diagnoses die voor hem gesteld zijn.

1 b Ga voor deze verpleegkundige diagnoses na welke interventies het meest geschikt zijn. Schrijf deze op en houd ze in gedachten als je straks naar de scène gaat kijken.

1 c Bekijk het filmfragment helemaal zonder in te grijpen en richt je vooral op de manier waarop de verpleegkundige met het aspect *Pijn* omgaat. Houd tijdens het kijken wel het moment vast waarop je het van de verpleegkundige zou willen overnemen.

1 d Ga na welke overwegingen je had om in te grijpen en stel vast welk doel je voor ogen hebt als je het van de verpleegkundige zou overnemen.

1 e Houd in steekwoorden bij hoe jij bij meneer Verhoef gegevens zou verzamelen over de pijn. Met welke factoren heb je gezien de situatie rekening gehouden?

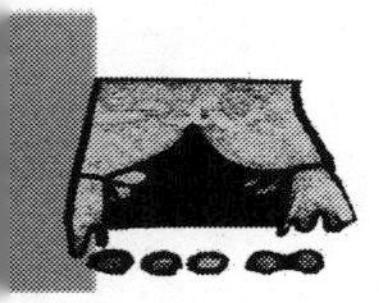

1 f Verdeel de rollen van meneer en mevrouw Verhoef en de verpleegkundige. Degene die als eerste de rol van de verpleegkundige op zich neemt vertelt op welk moment hij de situatie verder zou willen spelen. Speel de situatie verder zoals je hem voorbereid hebt, gericht op het afnemen van de pijnanamnese.

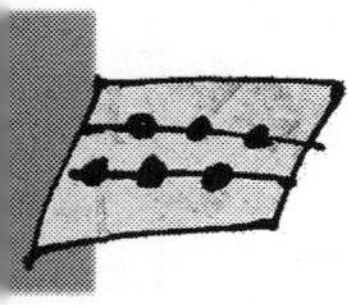

1 g Evalueer de situatie en ga na of en op welke punten je af bent geweken van je voorbereiding (zie punt 5 voorbereiding).

1 h Wissel indien gewenst van rollen.

[BEHEERSINGSTAAK]

8.3.2 Geen pil maar wat dan?

Stel dat meneer Verhoef nu wel pijnmedicatie neemt maar dat dit weinig effect sorteert. Wanneer je bij hem komt na het bezoek van zijn vrouw, zie je dat hij zich behoorlijk opgewonden heeft. De tumor blijft maar malen in zijn hoofd en zijn angst neemt toe. Ook het slapen lukt hem niet meer, hoewel hij doodmoe is. Allemaal factoren die de pijnbeleving van meneer Verhoef in stand houden. Hij zegt tegen je dat hij zijn gedachten niet kan stopzetten en niet goed weet hoe hij zich wat meer kan ontspannen. Aan zijn houding zie je inderdaad dat hij gespannen en krampachtig in bed ligt.
Op de een of andere manier doet meneer Verhoef je denken aan meneer Mioch (6.2.3 en 6.2.4). Ook hij kon zich moeilijk ontspannen, wilde geen pijnmedicatie en was bang. Bij hem bleken ontspanningsoefeningen goed te werken. In het begin wat onwennig weliswaar maar nu doet hij ze zelf met behulp van een cassettebandje. Als je dit aan meneer Verhoef vertelt, vraagt hij enigszins aarzelend hoe dat dan gaat en of je denkt dat dit een goede aanvulling zou zijn op de pijnmedicatie. Hij vindt het in elk geval de moeite waard om te proberen.

2 a Voer deze opdracht in tweetallen uit en spreek af wie begint met de rol van meneer Verhoef.

2 b Maak een verbalisatieschema m.b.t. progressieve ontspanning voor pijnbestrijding.

2 c Geef de 'zorgvrager' eerst informatie over het doel, de reden en de werkwijze van de oefening.

2 d Voer de oefening uit.

2 e Bespreek welk effect het uitvoeren van de oefening had op de 'zorgvrager'. Kun je dit verklaren?

2 f Ga na welke aspecten je lastig vond tijdens het uitvoeren van deze oefening.

2 g Bespreek met elkaar wanneer je denkt dat deze oefening moeilijk uit te voeren is. Denk daarbij zowel aan factoren die bij de zorgvrager of zijn omgeving een rol kunnen spelen als aan factoren bij jezelf. Hoe denk je deze te kunnen hanteren?

[BEHEERSINGSTAAK]

8.3.3 En dan naar huis

Meneer Verhoef mag inderdaad, zoals de arts had aangekondigd, naar huis. De operatiewond is goed genezen en de hechtingen zijn vanmorgen verwijderd. Omdat jij steeds bij de zorg voor hem betrokken bent geweest is jou gevraagd het ontslaggesprek met meneer Verhoef te voeren. Van mevrouw Verhoef heb je al begrepen dat zij daar graag bij aanwezig wil zijn. Twee onthouden meer dan één.
Bereid je op dit gesprek voor door je handboeken voor ontslagprocedures te raadplegen. Ga verder vooraf na aan welke mogelijke verpleegproblemen, die in de thuissituatie kunnen ontstaan, je aandacht wilt besteden en ga vooraf eveneens na op welke wijze je tijdens het gesprek met beide echtelieden rekening kunt houden. Welke informatie zou hij bijvoorbeeld willen (of moeten) weten en welke informatie is voor haar van belang? Denk bijvoorbeeld aan leefregels voor hem.
Maak tijdens het rollenspel ook gebruik van de ervaringen die je al met meneer Verhoef tijdens de vorige opdrachten hebt opgedaan. Raadpleeg standaardprocedures voor het houden van een ontslaggesprek en pas deze aan. (Vergelijk je aanpak bij studieopdracht 6.2.9C, waar je een standaardprocedure voor de preoperatieve zorg voor mevrouw Hamidie hebt aangepast.)

Nabespreking

Evalueer tijdens de nabespreking in hoeverre je je aan je voorbereidingen hebt kunnen houden. In welke mate heb je naar tevredenheid zowel aandacht kunnen besteden aan de vragen van meneer en de vragen van mevrouw? Licht toe wat goed ging en waarom, evenals de lastige momenten in het gesprek.

!Tip i.v.m. mental rehearsel

Om te voorkomen dat je straks in de praktijk opnieuw moet gaan leren, omdat het alweer zolang geleden is dat je de vaardigheid geoefend hebt, is het efficiënt om de vaardigheid ook tussentijds te verbaliseren. Gedurende de opleiding op school leer je een reeks van vaardigheden, die je niet direct kunt uitvoeren in de praktijk. Als je zo nu en dan de geleerde vaardigheid voor jezelf herhaalt, bevordert dat het onthouden. Het is handig om je daarbij de werkwijze van de techniek voor ogen te houden (een beeld te vormen).

TOT SLOT VAN DEZE PARAGRAAF EEN OPDRACHT TER AFRONDING VAN HET GELEERDE

Het oefenen met het uitvoeren van verpleegtechnische handelingen geeft je de gelegenheid zicht te krijgen op eigen emoties/belevingen en op de emoties/belevingen van anderen. Beide zijn van belang in de uitoefening van het beroep van verpleegkundige.
Tevens kunnen je tijdens het oefenen andere eigen specifieke punten opgevallen zijn. In onderstaande studieopdracht vragen we je dergelijke eigen, specifieke punten te benoemen.

Beantwoord de twee volgende vragen met datgene dat voor jezelf van belang is. Bespreek je antwoorden met je medestudenten.

1 Ik heb geleerd hoe
(bijv. ik instructie kan geven aan zorgvragers met pijn)

2 Ik heb geleerd dat
(bijv. mij het oefenen met ontspanningstechnieken goed lukt)

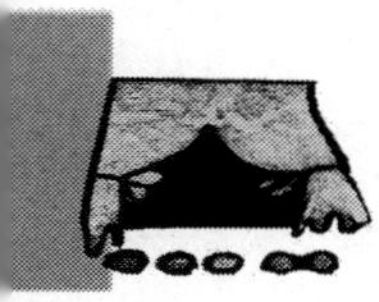

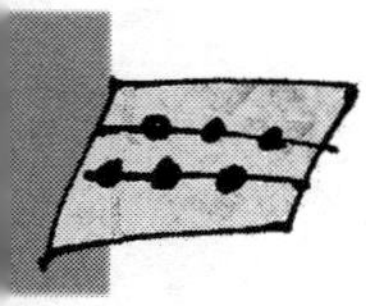

8.4 Verbalisatieschema's

In deze paragraaf tref je verbalisatieschema's aan voor die vaardigheden waarvan ook een inhoudelijke analyse gemaakt is. Verbalisatieschema's zijn bedoeld als geheugensteuntje bij het oefenen van de vaardigheden. Ze hebben vooral betrekking op het technische aspect van de uitvoering. De activiteiten die je uitvoert met betrekking tot de voorbereiding op de handeling en de afrondende werkzaamheden worden hier niet meer apart aangegeven.
Bekijk de verbalisatieschema's aandachtig en stel vast of jij ze moet aanpassen om ze als eigen geheugensteuntje te kunnen gebruiken.
Zoals je ziet worden de stappen globaal en veelal zonder toelichting in steekwoorden beschreven. Het blijft uiteraard van belang dat je moet blijven controleren of je de kritieke punten en het waarom kent.

VERBALISATIESCHEMA

8.4.1 Verbalisatieschema voor het verzorgen van een tracheacanule

Het verzorgen van een tracheacanule voorbereiden (denk aan pen en blocnote en afspreken stopsein) en dan:

- handschoenen aantrekken
- onderlegger op borst van zorgvrager leggen
- spreekklepje of dopje van de canule halen
- ondersteunen buitencanule en binnencanule uitnemen
- inspecteren binnencanule
- reinigen binnencanule met lauwwarm water en natte gazen
- drogen binnencanule met gaasjes
- spoelen en drogen spreekklepje of dopje van de canule

- binnencanule in vloeiende beweging terugplaatsen (flens buitencanule stevig vasthouden)
- slotje sluiten en spreekklepje of dopje terugplaatsen
- verwijderen en inspecteren wondverband
- wond droog deppen van schoon naar vuil
- nieuw metallinegaas aanbrengen (zilverkleurige kant op huid)
- vervangen van het bevestigingslint.

Afrondende werkzaamheden verrichten en rapporteren in verpleegkundig dossier.

VERBALISATIESCHEMA

8.4.2 Verbalisatieschema voor het intratracheaal uitzuigen

VOORBEREIDINGEN TREFFEN VOOR HET INTRATRACHEAAL UITZUIGEN (DENK AAN CONTROLEREN ZUIGAPPARATUUR EN NOODSET EN AFSPREKEN STOPSEIN MET ZORGVRAGER) EN DAN:

- steriel werkveld creëren
- een schort aandoen
- zuigkatheter aansluiten en vacuüm instellen
- de steriele kommen vullen met de benodigde vloeistoffen
- aantrekken steriele handschoenen
- bevochtigen katheter met fysiologisch zout
- met inademing katheter inbrengen tot maximaal 10 cm diep
- zuigapparaat aanzetten (120-150 mmHg voor volwassenen)
- trachea intermitterend uitzuigen:
  - controleren zuigkracht
  - sluiten trachea met vingertip intermitterend (zuig maximaal 15 seconden)
  - katheter roterend terugtrekken
- observeren zorgvrager (angst, benauwd)
- observeren secreet
- zo nodig uitzuigen herhalen (denk aan pauze 1-3 minuten)
- zo nodig neus/keelholte uitzuigen.

Afrondende werkzaamheden verrichten en rapporteren in verpleegkundig dossier.

VERBALISATIESCHEMA

8.4.3 Verbalisatieschema voor de verzorging van de rode wond – met drain

HET VERZORGEN VAN DE RODE WOND VOORBEREIDEN EN DAN:

- de benodigdheden klaarleggen en een steriel werkveld inrichten
- het oude verband verwijderen en inspecteren
- de wond/insteekopening drain en omliggende huid controleren
- de wond/insteekopening drain reinigen
- evt. huidbeschermingsmiddel aanbrengen
- de wond verbinden
- het verband fixeren.

Afrondende werkzaamheden verrichten en rapporteren in verpleegkundig dossier.

Verbalisatieschema

8.4.4 Verbalisatieschema voor de verzorging van de gehechte wond

Het verzorgen van de gehechte wond voorbereiden en dan:

- het oude verband verwijderen en inspecteren
- de wond en omliggende huid controleren
- de hechtingen verwijderen
- de wondnaad controleren.

Afrondende werkzaamheden verrichten en rapporteren in verpleegkundig dossier.

Verbalisatieschema

8.4.5 Verbalisatieschema voor een pijnassessment

Voorbereidende werkzaamheden treffen voor het gesprek en dan:

- een begin maken met het gesprek
- vertellen wat je weet over de pijn van de zorgvrager
- het nut vertellen van pijn en pijnstilling
- vragen naar pijnbeleving, pijnintensiteit, plaats van de pijn
- het gesprek tot dan toe samenvatten en het vervolg aangeven
- doorgaan op diverse aspecten:
  - pijnepisode
  - pijngedrag zorgvrager
  - reacties omgeving
  - pijnactivatoren
  - pijnonderdrukkers
  - spanning-ontspanning

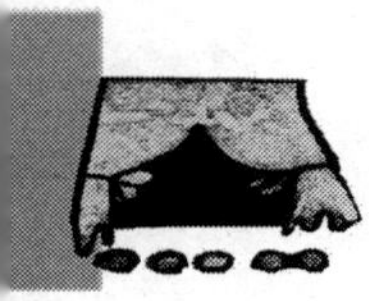

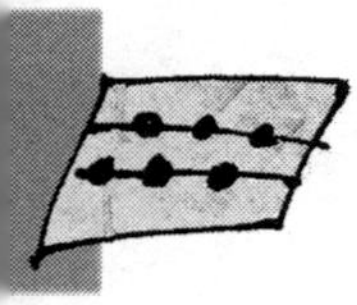

- een pijnscore afnemen
- objectieve gegevens in kaart brengen
- factoren bespreken die mogelijk de pijntolerantie verminderen
- de verpleegkundige diagnoses, doelen en interventies bespreken
- vervolgafspraken maken.

Afrondende werkzaamheden verrichten en rapporteren in verpleegkundig dossier.

Verbalisatieschema

8.4.6 Verbalisatieschema voor pijnbestrijding door massage

Voorbereidende werkzaamheden treffen voor de massage (denk aan temperatuur handen) en dan:

- letten op werkhouding (rechte rug) en massage toepassen
- olie in handen
- olie op rug
- zachtjes uitwrijven
- masseren in richting van spierbundels
- schouderspieren kneden
- druk zoveel mogelijk constant houden
- lage rug masseren (via wervelkolom naar heupen)
- bovenkant billen masseren
- druk verminderen
- eindigen met 'strelen'
- stoppen na 10-20 minuten
- huid droog deppen
- zo nodig bodylotion aanbrengen.

Afrondende werkzaamheden verrichten en rapporteren in verpleegkundig dossier.

8.5 Observatie- en oefenlijsten

In deze paragraaf vind je de observatie- en oefenlijsten. Deze lijsten kun je gebruiken bij het uitvoeren van de oefenopdrachten. De observator vult tijdens het oefenen de lijst in. Op de lijst dient aangegeven te worden welke aspecten goed worden uitgevoerd en welke fout of niet zijn uitgevoerd. Als een observatiepunt niet van toepassing is, kruis je dat aan in de eerste kolom. Voordat je gaat oefenen spreek je af op welke observatiepunten je feedback wilt.

8.5.1 Observatie- en oefenlijst voor het verzorgen van een tracheacanule

CRITERIA		N.V.T.	GOED	FOUT	NIET
1	**Raadpleegt het verpleegkundig dossier en de zorgvrager.**				
1.1	Kan desgewenst het doel van de handelingen vertellen.				
1.2	Kan soort en maat tracheacanule onderscheiden en aandachtspunten benoemen.				
1.3	Kan vertellen of bij deze zorgvrager een verhoogd risico bestaat.				
1.4	Kan de noodzaak van de zorg van de tracheacanule aangeven.				
2	**Bereidt zorgvrager voor en brengt hem in de juiste houding.**				
2.1	Vertelt doel, tijdsduur en procedure.				
2.2	Attendeert zorgvrager op mogelijk optreden benauwdheid.				
2.3	Stelt gesloten vragen.				
2.4	Vertelt de volgorde van handelen.				
2.5	Spreekt 'stopteken' af met de zorgvrager.				
2.6	Brengt zorgvrager in halfzittende houding, met hoofd licht achterover.				
3	**Creëert werkomgeving.**				
3.1	Sluit bedgordijnen.				
3.2	Zet sein aan.				
3.3	Brengt bed op werkhoogte.				
3.4	Zorgt voor voldoende werkruimte.				
3.5	Werkblad is schoon en droog.				
4	**Pakt en controleert de juiste benodigdheden.**				
4.1	Pakt:				
–	niet-steriele handschoenen				
–	pincet of wattenstokjes				
–	anatomisch pincet				
–	schaar				
–	desinfecterende crème				
–	wattenstokjes				
–	niet-steriele 5 x 5 gazen				
–	metallinegazen				
–	lint ±125 cm				

CRITERIA		N.V.T.	GOED	FOUT	NIET
–	bekkentje				
–	afvalzak				
–	kleine celstofonderlegger				
–	alcohol				
–	zo nodig een noodset				
–	zo nodig een alfabetbord, blocnote en pen.				
4.2	Controleert steriele verpakkingen op beschadigingen, datum en steriliteitsindicator.				
4.3	Controleert de andere materialen op het schoon en intact zijn.				
5	**Wast en/of desinfecteert handen.**				
5.1	Wast en/of desinfecteert handen.				
5.2	Handen voelen droog aan.				
6	**Creëert werkveld en trekt handschoenen aan.**				
6.1	Maakt werkblad schoon.				
6.2	Legt materialen klaar.				
6.3	Trekt handschoenen aan.				
7	**Neemt binnencanule uit buitencanule.**				
7.1	Legt celstofonderlegger op borst van zorgvrager.				
7.2	Observeert en informeert de zorgvrager tijdens de handeling.				
7.3	Haalt spreekklepje of dopje van de canule.				
7.4	Ontsluit canule met draaiende beweging.				
7.5	Neemt binnencanule uit.				
7.6	Ondersteunt met niet-dominante hand de buitencanule.				
8	**Inspecteert de binnencanule.**				
8.1	Bekijkt en verwoordt bijzonderheden m.b.t. binnencanule.				
9	**Reinigt de binnencanule.**				
9.1	Spoelt binnencanule onder lauwwarm water schoon.				
9.2	Reinigt binnenzijde met behulp van natte gazen en een pincet.				
9.3	Droogt binnencanule door met een pincet gaasjes door de canule te trekken.				
9.4	Spoelt het spreekklepje of dopje af met lauwwarm water.				
9.5	Dept het spreekklepje of dopje droog met een gaasje.				
10	**Plaatst binnencanule terug in buitencanule.**				
10.1	Ondersteunt met niet-dominante hand buitencanule.				
10.2	Brengt in vloeiende beweging binnencanule weer in.				
10.3	Sluit het slotje.				
10.4	Plaatst het dopje of spreekklepje terug.				
10.5	Observeert en informeert de zorgvrager tijdens de handeling.				
11	**Verwijdert en inspecteert het wondverband.**				
11.1	Verwijdert het metallinegaas.				
11.2	Inspecteert het verband op wondsecreet, bloed, kleur en geur.				

	CRITERIA	N.V.T.	GOED	FOUT	NIET
12	**Reinigt wond en verbindt de wond opnieuw.**				
12.1	Dept wond met vochtige gazen of wattenstaafjes.				
12.2	Werkt volgens principe van schoon naar vuil en met behulp van strijkbewegingen.				
12.3	Dept wond droog.				
12.4	Inspecteert conditie huid rondom de stoma.				
12.5	Behandelt wond eventueel volgens voorschrift.				
12.6	Brengt nieuw metallinegaas met zilverkleurige kant op de huid.				
12.7	Vraagt zorgvrager of het goed zit.				
13	**Vervangt bevestigingslint.**				
13.1	Haalt met pincet uiteinde van nieuw lint door bevestigingsoogje.				
13.2	Legt beide uiteinden achter nek langs naar de andere kant hals.				
13.3	Haalt uiteinde lint door ander bevestigingsoogje.				
13.4	Bevestigt uiteinde lint met platte knoop.				
13.5	Zorgt dat twee vingers tussen lint en huid geplaatst kunnen worden.				
13.6	Knipt oude lint door.				
13.7	Trekt handschoenen uit.				
14	**Verzorgt de zorgvrager.**				
14.1	Observeert zorgvrager, pols en ademhaling.				
14.2	Bespreekt ervaringen met zorgvrager.				
14.3	Verwijdert handdoek/celstofmatje.				
14.4	Helpt zorgvrager in juiste houding.				
15	**Brengt omgeving in orde.**				
15.1	Brengt bed op juiste hoogte.				
15.2	Zet sein uit				
15.3	Opent bedgordijnen.				
15.4	Brengt belsysteem binnen bereik zorgvrager.				
16	**Ruimt op en vervangt materiaal.**				
16.1	Ruimt materialen op volgens afspraak.				
16.2	Vult benodigdheden (nood)procedure aan volgens afspraak.				
17	**Wast en/of desinfecteert handen.**				
17.1	Wast of desinfecteert handen.				
17.2	Handen voelen droog aan.				
18	**Rapporteert de bevindingen.**				
18.1	Noteert bijzonderheden over:				
–	reinigen				
–	wond				
–	vervangen bevestigingslint.				
18.2	Noteert observaties zorgvrager.				
18.3	Noteert afspraken.				

8.5.2 Observatie- en oefenlijst voor het intratracheaal uitzuigen

CRITERIA		N.V.T.	GOED	FOUT	NIET
1	**Raadpleegt het verpleegkundig dossier en de zorgvrager.**				
1.1	Kan desgewenst het doel van de handelingen vertellen.				
1.2	Kan soort en maat tracheacanule onderscheiden en aandachtspunten benoemen.				
1.3	Kan vertellen of bij deze zorgvrager een verhoogd risico bestaat.				
1.4	Kan de noodzaak van de zorg van de tracheacanule aangeven.				
2	**Bereidt zorgvrager voor en brengt hem in de juiste houding.**				
2.1	Vertelt doel, tijdsduur en procedure.				
2.2	Attendeert zorgvrager op mogelijk optreden benauwdheid.				
2.3	Stelt gesloten vragen.				
2.4	Vertelt de volgorde van handelen.				
2.5	Spreekt 'stopteken' af met de zorgvrager.				
2.6	Brengt zorgvrager in halfzittende houding, met hoofd licht achterover.				
3	**Creëert werkomgeving.**				
3.1	Sluit bedgordijnen.				
3.2	Zet sein aan.				
3.3	Brengt bed op werkhoogte.				
3.4	Zorgt voor voldoende werkruimte.				
3.5	Werkblad is schoon en droog.				
4	**Pakt en controleert de juiste benodigdheden.**				
4.1	Benodigdheden steriel:				
–	disposable zuigslangen, Charrière 10-12-15				
–	handschoenen				
–	10 ml spuit				
–	fysiologische zoutoplossing				
–	3-4 steriele bakjes/bekkens				
–	pincet				
–	gaasjes 10 x 10.				
	Benodigdheden niet-steriel:				
–	schoon niet-waterdoorlatend schort				
–	vochtbestendige afvalzak				
–	handdoek of celstofmatje				
–	uitzuigapparaat.				
	Zo nodig:				
–	opvangmateriaal (reageerbuisje).				
–	alfabetbord, blocnote en pen.				
4.2	Controleert steriele verpakkingen op beschadigingen, datum en steriliteitsindicator.				
4.3	Controleert de andere materialen op het schoon en intact zijn.				

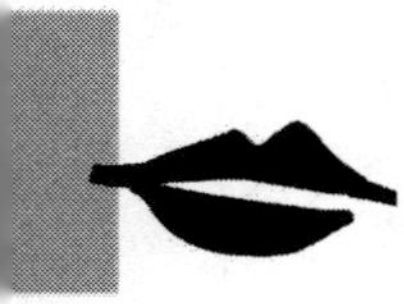

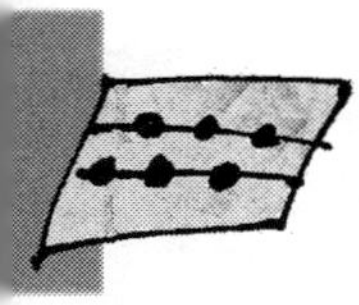

CRITERIA		N.V.T.	GOED	FOUT	NIET
5	**Wast en/of desinfecteert handen.**				
5.1	Wast en/of desinfecteert handen.				
5.2	Handen voelen droog aan.				
6	**Creëert een steriel werkveld.**				
6.1	Maakt werkblad schoon.				
6.2	Pakt benodigde materialen steriel uit.				
6.3	Doet schone, niet-waterdoorlatend schort aan.				
7	**Koppelt uitzuigapparatuur, stelt vacuüm in en controleert de apparatuur.**				
7.1	Sluit steriele zuigkatheter via vingertip aan tussenslang van zuigapparaat aan.				
7.2	Houdt verpakking nog om steriele zuigkatheter.				
7.3	Zet zuigapparatuur aan en stelt in op 120-150 mm Hg.				
7.4	Controleert zuigapparatuur.				
8	**Vult de steriele kommen en trekt steriele handschoenen aan.**				
8.1	Vult steriel kommen met voorgeschreven vloeistof				
8.2	Trekt steriele handschoenen aan.				
9	**Brengt katheter in.**				
9.1	Pakt katheter op een steriele wijze uit de verpakking.				
9.2	Doopt de katheter in het bakje fysiologisch zout.				
9.3	Geeft zorgvrager aan met zuigen te beginnen.				
9.4	Brengt katheter tegelijk met inademing *niet* zuigend in (maximaal 10 cm).				
10	**Zuigt trachea uit.**				
10.1	Zet apparaat aan.				
10.2	Zuigt intermitterend door m.b.v. de wijsvinger de katheteropening open en dicht te houden.				
10.3	Trekt katheter roterend terug.				
10.4	Tijdsduur maximaal 15 sec.				
10.5	Pauzeert tenminste 1-3 minuten.				
10.6	Herhaalt zo nodig uitzuigen.				
10.7	Gaat na of de zorgvrager uitzuigen aankan.				
10.8	Zuigt neus/keelholte zo nodig uit.				
10.9	Ontkoppelt katheter en verwijdert deze samen met de handschoenen.				
11	**Verzorgt de zorgvrager.**				
11.1	Observeert zorgvrager, pols en ademhaling.				
11.2	Bespreekt ervaringen met zorgvrager.				
11.3	Verwijdert handdoek/celstofmatje.				
11.4	Helpt zorgvrager in juiste houding.				

CRITERIA		N.V.T.	GOED	FOUT	NIET
12	**Brengt omgeving in orde.**				
12.1	Brengt bed op juiste hoogte.				
12.2	Zet sein uit.				
12.3	Opent bedgordijnen.				
12.4	Brengt belsysteem binnen bereik zorgvrager.				
13	**Ruimt op en vervangt materiaal.**				
13.1	Ruimt materialen op volgens afspraak.				
13.2	Vult benodigdheden (nood)procedure aan volgens afspraak.				
13.3	Verwerkt zo nodig monster voor laboratorium.				
13.4	Gooit disposables weg in waterdichte afvalzak.				
14	**Wast en/of desinfecteert handen.**				
14.1	Wast of desinfecteert handen.				
14.2	Handen voelen droog aan.				
15	**Rapporteert de bevindingen.**				
15.1	Noteert bijzonderheden over secreet.				
15.2	Noteert observaties zorgvrager.				
15.3	Noteert afspraken.				

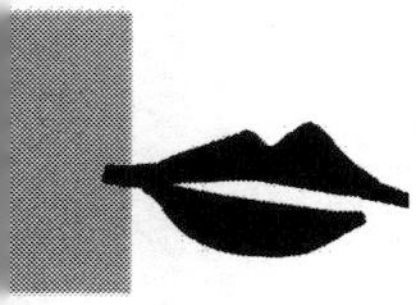

AANDACHTSPUNTEN/LEERDOELEN

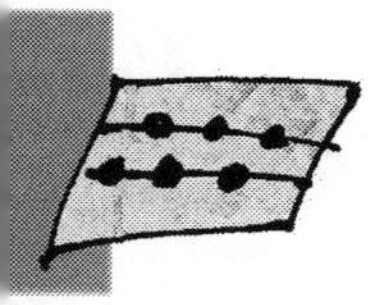

8.5.3 Observatie- en oefenlijst voor de verzorging van de rode wond – met drain

CRITERIA		N.V.T.	GOED	FOUT	NIET
1	**Raadpleegt het verpleegkundig dossier.**				
1.1	Kan vertellen op welke wijze de vorige keer verbonden is.				
1.2	Kan vertellen of de zorgvrager allergisch is voor bepaalde materialen.				
1.3	Kan vertellen of het een rode, gele of zwarte wond betreft.				
1.4	Bepaalt de noodzaak van medicatie.				
2	**Bereidt de zorgvrager voor.**				
2.1	Vraagt de zorgvrager naar eerdere ervaringen.				
2.2	Vertelt doel en procedure van de handeling.				
2.3	Vertelt hoe de zorgvrager kan meewerken.				
2.4	Vraagt/helpt de zorgvrager de juiste houding aan te nemen.				
2.5	Vraagt de zorgvrager de wond tijdens het verbinden niet aan te raken.				
2.6	Geeft de zorgvrager medicatie.				
3	**Brengt de omgeving in orde.**				
3.1	Zet het sein aan.				
3.2	Sluit bedgordijnen, ramen en deuren.				
3.3	Brengt het bed op werkhoogte.				
3.4	Plaatst een schoon werkblad naast het bed.				
3.5	Zorgt voor goed licht op de plaats van de wond.				
4	**Wast en/of desinfecteert de handen.**				
4.1	Wast en/of desinfecteert de handen.				
4.2	De handen voelen droog aan.				
5	**Verzamelt en controleert de benodigdheden.**				
5.1	Verzamelt benodigdheden:				
–	steriele gazen				
–	niet-steriele handschoenen				
–	fysiologische zoutoplossing				
–	zo nodig huidbeschermend middel				
–	hechtpleister				
–	schaar				
–	splitkompressen				
–	afvalzak				
–	steriel pincet.				
5.2	Kan vertellen of de verpakkingen van de steriele materialen intact zijn.				
5.3	Kan de vervaldata van de steriele materialen vertellen.				
5.4	Controleert de niet-steriele materialen op schoon en intact zijn.				

CRITERIA		N.V.T.	GOED	FOUT	NIET
6	**Legt de benodigdheden klaar en richt een steriel werkveld in.**				
6.1	Legt de benodigde materialen op een gemakkelijke en veilige manier klaar.				
6.2	Opent gedeeltelijk de verpakking van het steriele materiaal.				
6.3	Opent de verpakking van het steriele materiaal en laat het materiaal neerkomen op het steriele werkveld, indien gebruik gemaakt wordt van een kant-en-klare steriele set.				
6.4	Raakt het steriele materiaal en het steriele werkveld niet aan.				
6.5	Plaatst het materiaal 5 cm van de buitenste rand van het steriele werkveld.				
7	**Verwijdert het oude verband en inspecteert dit.**				
7.1	Trekt niet-steriele handschoenen aan.				
7.2	Trekt het verband voorzichtig in de richting van de wond los.				
7.3	Houdt met een hand de huid van de zorgvrager vast tijdens het lostrekken.				
7.4	Kan over de volgende aspecten van de wondafscheiding op het verband vertellen:				
-	hoeveelheid				
-	soort				
-	kleur				
-	geur.				
7.5	Doet de handschoenen en het verband in de afvalzak.				
7.6	Gaat niet met het oude verband over het schoon materiaal.				
8	**Controleert de wond en de omliggende huid.**				
8.1	Kan vertellen dat de wond wordt gecontroleerd op:				
-	tekenen van infectie				
-	hematoomvorming				
-	wijken van de wondranden.				
8.2	Vraagt de zorgvrager of de wond of de omliggende huid pijnlijk is.				
8.3	Controleert de omliggende huid.				
8.4	Kan vertellen dat de omliggende huid wordt gecontroleerd op:				
-	beschadigingen				
-	allergische reacties				
-	kleur				
-	turgor				
-	temperatuur.				
9	**Maakt de wond schoon.**				
9.1	Trekt niet-steriele handschoenen aan.				
9.2	Zorgt ervoor dat de huid het steriele gedeelte niet raakt.				
9.3	Maakt de wond van binnen naar buiten schoon.				
9.4	Maakt huid rondom drain zorgvuldig schoon.				
9.5	Gebruikt voor elke veeg een schoon gaasje.				
9.6	Gooit de gebruikte gaasjes direct in de afvalzak.				

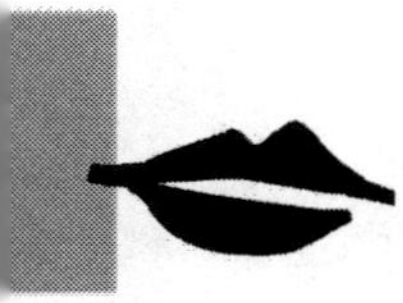

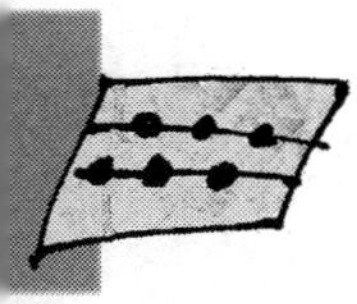

CRITERIA		N.V.T.	GOED	FOUT	NIET
10	**Dekt de wond/insteekopening af.**				
10.1	Brengt een huidbeschermend middel aan.				
10.2	Pakt de steriele gazen aan het uiteinde vast.				
10.3	Begint in het midden van de wond met het aanleggen.				
10.4	De gazen steken minimaal 2,5 cm over de rand van de wond heen.				
10.5	Zorgt dat de steriele gazen niet meer worden verschoven.				
10.6	Legt rondom de drainopening om en om splitkompressen.				
11	**Fixeert het verband.**				
11.1	Doet de handschoenen uit en gooit ze direct in de afvalzak.				
11.2	Plakt de randen van de wond af met een pleister of gebruikt een ander fixatiemateriaal.				
11.3	Stemt lengte en breedte van het fixatiemateriaal af op de grootte van het verband.				
11.4	Brengt eventuele fixatiepleister niet-uitgerekt aan.				
12	**Begeleidt de zorgvrager tijdens de uitvoering van de handelingen.**				
12.1	Kan vertellen of de zorgvrager pijn of ongemak ervaart tijdens de wondverzorging.				
12.2	Geeft de zorgvrager informatie over de wond en de wondverzorging.				
13	**Evalueert de verleende zorg.**				
13.1	Vraagt/helpt de zorgvrager in een comfortabele houding.				
13.2	Vraagt aan de zorgvrager of het verband prettig zit en alles naar wens verlopen is.				
13.3	Informeert de zorgvrager over de verdere wondverzorging.				
14	**Brengt de omgeving in orde.**				
14.1	Plaatst de spullen binnen handbereik van de zorgvrager.				
14.2	Brengt het bed op de gewenste hoogte.				
14.3	Opent bedgordijnen, ramen en deuren.				
14.4	Zet het sein uit.				
15	**Maakt de materialen schoon en ruimt op.**				
15.1	Maakt de voor herhaald gebruik bestemde materialen huishoudelijk schoon.				
15.2	Gooit het afval in de daarvoor bestemde bak.				
16	**Wast en/of desinfecteert de handen.**				
16.1	Wast en/of desinfecteert de handen.				
16.2	De handen voelen droog aan.				
17	**Rapporteert.**				
17.1	Rapporteert de conditie van de wond.				
17.2	Rapporteert wijzigingen in het materiaalgebruik.				
17.3	Rapporteert wijzigingen in de wijze van verbinden.				

CRITERIA		N.V.T.	GOED	FOUT	NIET
17.4	Rapporteert de reacties van de zorgvrager op de wond en wondverzorging.				

AANDACHTSPUNTEN/LEERDOELEN

8.5.4 Observatie- en oefenlijst voor de verzorging van de gehechte wond

	CRITERIA	N.V.T.	GOED	FOUT	NIET
1	**Raadpleegt het verpleegkundig dossier.**				
1.1	Kan vertellen welke soort hechtingen verwijderd moeten worden.				
1.2	Kan geplande datum en tijd van het verwijderen vertellen.				
1.3	Kan instructies betreffende hechtingen verwijderen vertellen.				
1.4	Kan vertellen of de zorgvrager allergisch is voor bepaalde middelen.				
2	**Bereidt de zorgvrager voor.**				
2.1	Vertelt doel en procedure van de handeling.				
2.2	Vraagt/helpt de zorgvrager de juiste houding aan te nemen.				
3	**Brengt de omgeving in orde.**				
3.1	Zet het sein aan.				
3.2	Sluit bedgordijnen, ramen en deuren.				
3.3	Brengt het bed op werkhoogte.				
3.4	Plaatst een schoon werkblad naast het bed.				
3.5	Zorgt voor goed licht op de plaats van de wond.				
4	**Wast en/of desinfecteert de handen.**				
4.1	Wast en/of desinfecteert de handen.				
4.2	De handen voelen droog aan.				
5	**Verzamelt en controleert de benodigdheden.**				
5.1	Verzamelt benodigdheden:				
–	schoon pincet				
–	schone stitchcutter of spitsstompe schaar				
–	zwaluwstaartjes				
–	onderlegger (celstofmatje)				
–	afvalzak				
–	zo nodig gaaskompressen				
–	zo nodig fixatiemateriaal				
–	zo nodig steriele oplossing NaCl 0,9%				
–	niet-steriele handschoenen.				
5.2	Contoleert de materialen op schoon en intact zijn.				
6	**Legt de benodigdheden klaar en trekt handschoenen aan.**				
6.1	Legt de benodigde materialen op een gemakkelijke en veilige manier klaar.				
6.2	Trekt niet-steriele handschoenen aan.				
7	**Verwijdert het oude verband en inspecteert dit.**				
7.1	Trekt het verband voorzichtig in de richting van de wond los.				
7.2	Houdt met een hand de huid van de zorgvrager vast.				

CRITERIA		N.V.T.	GOED	FOUT	NIET
7.3	Kan over de volgende aspecten van de wondafscheiding op het verband vertellen:				
–	hoeveelheid				
–	soort				
–	kleur				
–	geur.				
7.4	Gaat niet met het oude verband over het schoon materiaal.				
8	**Controleert de wond en de omliggende huid.**				
8.1	Kan vertellen dat de wond wordt gecontroleerd op:				
–	tekenen van infectie				
–	hematoomvorming				
–	wijken van de wondranden.				
8.2	Vraagt de zorgvrager of de wond of de omliggende huid pijnlijk is.				
8.3	Kan vertellen dat de omliggende huid wordt gecontroleerd op:				
–	beschadigingen				
–	allergische reacties				
–	kleur				
–	turgor				
–	temperatuur.				
9	**Verwijdert de hechtingen.**				
9.1	Desinfecteert de huid als de immuniteit van de zorgvrager is verstoord.				
9.2	Trekt met de pincet de hechtdraad licht omhoog.				
9.3	Knipt/snijdt de hechtdraad vlak boven de huid af.				
9.4	Trekt het niet-zichtbare deel van de hechting uit de wond.				
9.5	Verwijdert de hechtingen om en om.				
9.6	Verwijdert de eerste en de laatste hechting het laatst.				
9.7	Reinigt zo nodig de huid met NaCl 0,9%.				
10	**Controleert de wondnaad.**				
10.1	Kan vertellen hoe de wondnaad er uitziet.				
10.2	Brengt eventueel zwaluwstaartjes aan als de wondnaad wijkt.				
10.3	Bedekt de wond als de wond wondvocht afgeeft, als de wondnaden zijn geweken of als er zwaluwstaartjes zijn gebruikt.				
11	**Begeleidt de zorgvrager tijdens de uitvoering van de handelingen.**				
11.1	Kan vertellen of de zorgvrager pijn of ongemak ervaart tijdens de wondverzorging.				
11.2	Geeft de zorgvrager informatie over de wond en de wondverzorging.				
12	**Evalueert de verleende zorg.**				
12.1	Vraagt/helpt de zorgvrager in een comfortabele houding.				
12.2	Vraagt aan de zorgvrager of het verband prettig zit en alles naar wens verlopen is.				

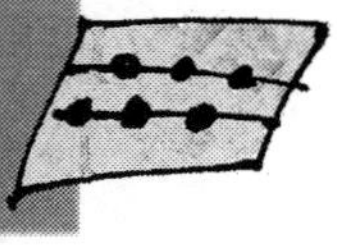

CRITERIA		N.V.T.	GOED	FOUT	NIET
12.3	Informeert de zorgvrager over de verdere wondverzorging.				
13	**Brengt de omgeving in orde.**				
13.1	Plaatst de spullen binnen handbereik van de zorgvrager.				
13.2	Brengt het bed op de gewenste hoogte.				
13.3	Opent bedgordijnen, ramen en deuren.				
13.4	Zet het sein uit.				
14	**Maakt de materialen schoon en ruimt op.**				
14.1	Maakt de voor herhaald gebruik bestemde materialen huishoudelijk schoon.				
14.2	Gooit het afval in de daarvoor bestemde bak.				
15	**Wast en/of desinfecteert de handen.**				
15.1	Wast en/of desinfecteert de handen.				
15.2	De handen voelen droog aan.				
16	**Rapporteert.**				
16.1	Rapporteert de conditie van de wond.				
16.2	Rapporteert instructies voor het verbinden.				
16.3	Rapporteert het tijdstip van controle van de wond.				
16.4	Rapporteert de reacties van de zorgvrager op de wond en het verwijderen van de hechtingen.				

AANDACHTSPUNTEN/LEERDOELEN

8.5.5 Observatie- en oefenlijst voor een pijnassessment

In onderstaande lijst staan de punten beschreven die aan de orde moeten komen tijdens een pijnassessment. Gebruik voor de evaluatie van algemene gespreksvaardigheden de evaluatielijst die te vinden is op de website: www.tpvo.nl. Ga naar 'skillslabmethode' en vervolgens 'evaluatielijsten'.

CRITERIA

		N.V.T.	GOED	FOUT	NIET
1	**Raadpleegt het verpleegkundig dossier.**				
1.1	Kan vertellen wat er tot nu toe aan pijnbestrijding is gedaan.				
1.2	Kan vertellen of er pijnbestrijding is afgesproken.				
1.3	Kan de oorzaak van de pijn benoemen, indien deze bekend is.				
1.4	Kan de reactie van de zorgvrager op de pijn benoemen.				
1.5	Kan concrete gegevens over pijnbeloop, pijnbeleving en pijngedrag benoemen, indien bekend.				
2	**Bepaalt juiste moment voor een gesprek en creëert een gespreksomgeving.**				
2.1	Kan vertellen welk moment het beste is voor een gesprek en waarom.				
2.2	Voorkomt storing van het gesprek.				
3	**Begint het gesprek.**				
3.1	Brengt bed op werkhoogte.				
3.2	Zet sein aan.				
3.3	Sluit bedgordijnen.				
4	**Benadrukt het belang van pijnobservatie en de signaalfunctie.**				
4.1	Vertelt wat zij weet over de pijn van de zorgvrager uit de rapportage.				
4.2	Vertelt het belang van pijnstilling.				
4.3	Benadrukt de signaalfunctie van pijn.				
4.4	Begint met open vragen.				
4.5	Stelt vragen m.b.t. pijnbeleving, plaats en aard van de pijn en de pijnintensiteit.				
4.6	Reageert empathisch.				
5	**Gaat door op de pijn(beleving).**				
5.1	Geeft een samenvatting van het gesprek tot dan toe.				
5.2	Geeft aan wat verder in het gesprek nog aan de orde komt.				
5.3	Gaat verder in op:				
–	de pijnepisode				
–	pijngedrag zorgvrager				
–	reacties van de omgeving				
–	pijnactivatoren				
–	pijnonderdrukkers				
–	spanning-ontspanning.				
5.4	Neemt een pijnscore af.				

CRITERIA		N.V.T.	GOED	FOUT	NIET
6	**Brengt objectieve gegevens in kaart (fysiologie en gedrag).**				
6.1	Observeert mimiek, lichaamshouding en pupillen en uitingsvorm van pijn.				
6.2	Meet en bekijkt bloeddruk, pols en ademhaling.				
6.3	Bekijkt lichaam op ontstekingsreacties en spierspanning.				
7	**Bespreekt met de zorgvrager factoren die de pijntolerantie mogelijk verminderen.**				
7.1	Gaat in op kennistekort, angst, gevoelens van moeheid en verveling.				
7.2	Geeft functie van afleiding en huidprikkeling aan bij pijn.				
8	**Bespreekt verpleegkundige diagnoses, doelen en inter venties.**				
8.1	Bespreekt de verpleegkundige diagnose *Pijn*.				
8.2	Bespreekt haalbare doelen en mogelijke interventies.				
8.3	Komt tot afspraken wanneer, hoe en wat er gaat gebeuren.				
9	**Evalueert het gesprek.**				
9.1	Vraagt hoe de zorgvrager het gesprek heeft ervaren.				
9.2	Vraagt of er nog vragen zijn blijven liggen.				
9.3	Herhaalt de gemaakte afspraken.				
10	**Brengt de omgeving in orde en rapporteert.**				
10.1	Zet het sein uit.				
10.2	Rapporteert hoe het gesprek is verlopen.				
10.3	Rapporteert de gemaakte afspraken.				

AANDACHTSPUNTEN/LEERDOELEN

8.5.6 Observatie- en oefenlijst voor pijnbestrijding door massage

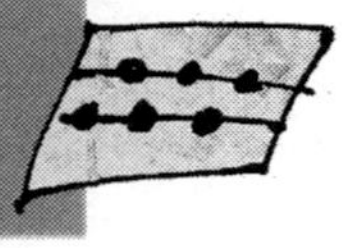

	CRITERIA	N.V.T.	GOED	FOUT	NIET
1	**Raadpleegt het verpleegkundig dossier.**				
1.1	Kan de indicaties van massage vertellen.				
1.2	Kan de contra-indicaties van massage vertellen.				
2	**Bereidt de zorgvrager voor.**				
2.1	Vertelt doel, procedure en tijdsduur.				
2.2	Geeft op de zorgvrager afgestemde informatie.				
2.3	Vraagt/helpt de zorgvrager op de buik te gaan liggen met ontblote rug en schouders.				
2.4	Inspecteert de huid van de zorgvrager en past de zorg daarop aan.				
3	**Verzamelt de juiste benodigdheden.**				
3.1	Benodigdheden:				
–	grote handdoek				
–	massageolie op naam van de zorgvrager.				
4	**Creëert werkomgeving.**				
4.1	Brengt bed op werkhoogte.				
4.2	Zet sein aan.				
4.3	Sluit bedgordijnen.				
5	**Wast en/of desinfecteert de handen.**				
5.1	Wast en/of desinfecteert de handen.				
5.2	Handen voelen droog aan.				
6	**Brengt massageolie aan.**				
6.1	Massageolie is minimaal op kamertemperatuur.				
6.2	Wrijft handen in elkaar om ze op te warmen.				
6.3	Sprenkelt ruim olie op handen.				
6.4	Vertelt zorgvrager dat olie aangebracht gaat worden.				
6.5	Strijkt olie zachtjes uit over rug en schouders zorgvrager.				
7	**Staat in een goede werkhouding.**				
7.1	Staat met rechte rug.				
7.2	Voeten enigszins (± 30 cm) uit elkaar.				
8	**Masseert rug en schouders.**				
8.1	Begint bij schouders en strijkt langs wervelkolom richting heupen en terug.				
8.2	'Volgt' de spieren in anatomische richting.				
8.3	Masseert niet te hard waar bot vlak onder de huid zit.				
8.4	Laat de druk tijdens masseren niet teveel variëren.				
8.5	Kneedt de spieraanhechtingen van schouders zorgvrager.				
8.6	Masseert nu de lage rug en bovenkant billen van zorgvrager.				
8.7	Sluit af door druk van handen tijdens masseren te verminderen.				

CRITERIA		N.V.T.	GOED	FOUT	NIET
8.8	Eindigt met 'strelen'.				
8.9	Stopt na 10 tot 20 min.				
8.10	Werkt in overleg met zorgvrager.				
9	**Reinigt huid van zorgvrager.**				
9.1	Dept huid met handdoek zachtjes droog.				
9.2	Huid is vrij van resten massageolie.				
9.3	Brengt evt. bodylotion (op naam zorgvrager) aan.				
10	**Stimuleert zorgvrager te rusten.**				
10.1	Helpt zorgvrager in gewenste houding.				
10.2	Vraagt zorgvrager hoe hij massage vond.				
10.3	Vraagt hoe zorgvrager zijn omgeving wil hebben.				
10.4	Vraagt of zorgvrager wil rusten.				
11	**Brengt de omgeving in orde.**				
11.1	Brengt het bed op de gewenste hoogte.				
11.2	Opent desgewenst de gordijnen.				
11.3	Zorgt dat de zorgvrager bij zijn spullen kan.				
11.4	Zet het sein uit.				
11.5	Ruimt materialen volgens afspraak op.				
12	**Wast en/of desinfecteert de handen.**				
12.1	Wast en/of desinfecteert de handen.				
12.2	Handen voelen droog aan.				
13	**Rapporteert bevindingen.**				
13.1	Rapporteert evaluatiegegevens.				
13.2	Rapporteert aandachtspunten voor de huid en de massage.				
13.3	Noteert evt. nieuwe afspraken.				

AANDACHTSPUNTEN/LEERDOELEN

8.6 Leerresultaten

Controleer en vul de genoemde leerresultaten aan met eigen, meer specifieke leerervaringen. Evalueer je wijze van studeren voor de vaardigheden binnen dit cahier. Bepaal welke studieactiviteiten succesvol waren en welke minder. Noteer verbeterpunten voor de wijze waarop je studeert.

IK KAN IN SIMULATIECONTACTEN MET ZORGVRAGERS:

1 een zorgvrager voorlichten, zowel psychosociaal als lichamelijk, op een operatieve ingreep;
2 de tracheacanule van een zorgvrager verzorgen;
3 een pijnanamnese afnemen bij een zorgvrager in aanwezigheid van zijn partner;
4 een zorgvrager informeren over de zin van ontspanningsoefeningen ten behoeve van pijnbestrijding en hem daarvoor motiveren;
5 een zorgvrager instrueren bij het uitvoeren van ontspanningsoefeningen;
6 met een zorgvrager het effect van de ontspanningsoefening evalueren;
7 met een zorgvrager en zijn partner een ontslaggesprek voeren;
8 toelichten hoe ik met de verschillende belevingen van zorgvragers tijdens mijn contacten omga;
9 vertellen welke leerresultaten, leerpunten ik, buiten de in dit cahier geformuleerde leerresultaten bereikt hebt;
10 ...
11 ...
12 ...

9 Oefenen tijdens de stage

9.1 Inleiding

In plaats van in een veilige en rustige omgeving op school, ga je de geleerde vaardigheden nu in de, vaak drukke, praktijk verder oefenen. De drukte van alledag kan maken dat je probeert snel het werktempo op te pakken van de anderen om je heen. En ook dat je dan, bijna automatisch, probeert het gedrag van de andere verpleegkundigen na te doen. Je vergeet als het ware dat je op school al druk bezig bent geweest met het leren van de verpleegkundige vaardigheden.
Het is belangrijk dat je je realiseert dat je collega's zo bedreven zijn in het geven van de zorg, dat ze veel op de automatische piloot kunnen doen. Hierdoor ligt hun werktempo hoger dan die van jou. Zij hebben de ervaring, veel oefening gehad in verschillende situaties en zij hebben een 'klinische' blik. Jij nog niet. Zij hoeven niet meer bij elke stap expliciet na te denken. Jij nog wel.

Er schuilt een gevaar in het – zonder nadenken – overnemen van gedrag van collega's. Zij hebben zich namelijk de kritieke punten en principes waarop de handelingen berusten zo eigen gemaakt, dat ze deze vanzelf hanteren en aanpassen aan zorgsituaties. Als je het gedrag van deze collega's zonder meer overneemt zonder na te vragen waarom ze bepaalde handelingen verrichten, riskeer je dat je verkeerde beslissingen neemt in situaties waarin je alleen verantwoordelijk bent voor de zorgvrager.

Om dezelfde handigheid, snelheid en zorgvuldigheid te bereiken zul je in het begin heel bewust met het oefenen in de praktijk bezig moeten zijn.
Onthoud daarbij dat de stappen in de praktijk in principe dezelfde zijn als die je gewend bent op school. Ook in de praktijk zorg je ervoor dat je voorbereid bent op de vaardigheid die je gaat toepassen en dat je kennis en inzichten toereikend zijn om de handeling bij de zorgvrager uit te voeren. Alleen nu houd je bij de voorbereiding ook rekening met mogelijke verschillen tussen de manier waarop de stageverlenende instelling gewend is handelingen te verrichten en wat je zelf geleerd hebt. Verschilpunten houd je vast om deze vooraf te bespreken met je werkbegeleider.

Verkorte observatielijsten

Ter ondersteuning voor het verder oefenen van de vaardigheden in de stage zijn in dit werkcahier *verkorte observatielijsten* opgenomen. Deze verkorte lijsten zijn bedoeld om je feedback te kunnen geven over de wijze waarop je de vaardigheid in de praktijk hebt uitgevoerd. Uitgangspunt hierbij is dat je de vaardigheid al enigszins in de vingers hebt. Feedback op kernpunten is dan voldoende voor verdere ontwikkeling van de vaardigheid.
Er zijn algemene lijsten en een specifieke. De *algemene lijsten* zijn gebaseerd op het handelingsschema. In deze lijst zijn vast terugkerende punten opgenomen die bij elke vaardigheid een rol spelen, zoals het informeren en begeleiden van een zorgvrager

en het controleren en klaarzetten van materialen en dergelijke. In de *specifieke lijsten* staan de kernpunten van de nieuw te leren handeling. Deze kernpunten zijn afgeleid van de gedetailleerde observatie- en oefenlijsten in het werkcahier, in samenhang met de inhoudelijke analyses.

Hoe deze lijsten in de stage te gebruiken?

Zorg dat je je stagebegeleider geïnformeerd hebt over het doel en het gebruik van de verkorte lijsten. Doe dit voordat je de vaardigheden in zorgsituaties gaat oefenen. Informeer je stagebegeleider hoe je de vaardigheden op school geleerd hebt en maak afspraken over hoe je dat nu in de praktijk gaat brengen. Deze afspraken hebben in elk geval betrekking op je voorbereiding, de uitvoering en de evaluatie van je handelen.

Zorg er ook voor dat jij in eerste instantie verantwoordelijk blijft voor het leren in de praktijk en dat je aangeeft hoe je stagebegeleider je hierbij kan helpen.

Aandachtspunten voor eerste oefening in de stage

Voor je eerste oefening in de stage ga je vooraf na hoe je de verpleegkundige vaardigheid op school geleerd hebt (zie verkorte observatielijst).

- Controleer of je de kritieke punten van de handeling kunt toelichten.
- Stel eventuele verschillen vast tussen de verkorte observatielijst en de door de praktijk gewenste uitvoeringswijze.
- Bespreek de verschillen met je werkbegeleider en maak afspraken over de uitvoering.
- Ga na of je weet waarom de verpleegkundige handeling bij de zorgvrager moet gebeuren.
- Bekijk of de handeling aanpassing behoeft aan de individuele zorgvrager.
- Bespreek welke begeleiding deze zorgvrager nodig heeft.
- Bespreek hoe je de continuïteit van zorg kunt bewaken.
- Maak afspraken over de begeleiding van je werkbegeleider tijdens de uitvoering.
- Vergeet niet de zorgvrager in te lichten en waar mogelijk medewerking te vragen.

Aandachtspunten na de oefening

Na de oefening vertel je hoe je het vond om de handeling uit te voeren (wat ging goed, wat ging minder goed en dergelijke).

- Vraag feedback op je handelen.
- Vraag zo mogelijk de zorgvrager hoe hij vond dat je de handeling uitvoerde.
- Vraag feedback over de wijze van uitvoering van de (deel)handelingen en over de resultaten.
- Stel vast welke (deel)handelingen je nog eens moet oefenen.
- Bespreek in welke situaties je het geleerde nog meer kunt oefenen.
- Spreek af wanneer je dat zult doen.

Meer informatie over de manier waarop je je vaardigheidsleren in de praktijk kunt voorbereiden, uitvoeren en evalueren tref je aan op www.tpvo.nl.

9.2 Verkorte observatielijsten

De in deze paragraaf opgenomen verkorte observatielijsten zijn bedoeld als feedbackhulpmiddel voor het leren in de praktijk. Tevens kunnen de lijsten als een soort checklist gebruikt worden tijdens het voorbereiden van de handeling.

VOLDAAN
NIET VOLDAAN

9.2.1 Het verzorgen van een tracheacanule

		ONVOLDOENDE	VOLDOENDE	N.V.T.
1	**De student treft voorbereidingen voor het reinigen van de binnencanule van de tracheacanule:** – creëert werkveld – legt materialen klaar – trekt niet-steriele handschoenen aan.			
2	**De student verwijdert de binnencanule:** – houdt flens buitencanule vast – haalt spreekklepje of dopje uit canule – ontsluit canule – neemt binnencanule uit – inspecteert binnencanule.			
3	**De student reinigt de binnencanule en plaatst deze terug:** – houdt de binnencanule onder stromend lauwwarm water – reinigt en droogt binnencanule en spreekklepje of dopje met gaasjes – observeert reacties zorgvrager – plaatst binnencanule in buitencanule – sluit slotje.			
4	**De student verzorgt de tracheacanulewond:** – neemt verband voorzichtig weg – inspecteert verband en wond – observeert reacties zorgvrager – dept wond met vochtige gazen (zie 'Wondverzorging') – dept wond droog – behandelt zo nodig wond volgens voorschrift – brengt nieuw metallinegaas aan.			
5	**De student vervangt het bevestigingslint:** – beoordeelt of lint nog schoon is – observeert reacties zorgvrager – haalt een uiteinde van het nieuwe lint door flensgat – trekt door tot uiteinden gelijk zijn en maakt dubbele platte knoop – knipt dan pas oude bevestigingslint door en verwijdert dit.			

CONCRETE FEEDBACKPUNTEN, LEERVRAGEN EN NIEUWE LEERSITUATIES:

☐ VOLDAAN

☐ NIET VOLDAAN

9.2.2 Het intratracheaal uitzuigen (uitgangspunt is dat de zorgvrager nog maar kort een tracheacanule heeft)

		ONVOLDOENDE	VOLDOENDE	N.V.T.
1	**De student bereidt zich voor op de verpleegkundige handeling:** – stelt zich op de hoogte van uitvoeringsverzoek arts – spreekt met de zorgvrager een stopteken af – helpt de zorgvrager in halfzittende houding – controleert of noodset aanwezig is.			
2	**De student koppelt de zuigapparatuur op een steriele wijze aan:** – creëert steriel werkveld – sluit steriele katheter aan tussenslang apparaat aan – stelt apparaat in op 120-150 mmHg – vult steriele kommen – trekt steriele handschoenen aan.			
3	**De student brengt zuigslang in bij de zorgvrager:** – zorgt dat ondertussen machine afstaat – bevochtigt katheter tot zuigdiepte met fysiologisch zout – brengt katheter gelijktijdig met inademing in (maximaal 10 cm) – observeert ondertussen reacties zorgvrager.			
4	**De student zuigt de tracheacanule uit:** – zet machine aan – zuigt intermitterend (zuig maximaal 15 sec) – observeert intussen reacties zorgvrager – trekt katheter roterend langzaam terug – herhaalt zo nodig het uitzuigen na 1 tot 3 minuten.			
5	**De student rondt de handeling af:** – zuigt water in katheter – ontkoppelt katheter – wast en/of desinfecteert handen.			

CONCRETE FEEDBACKPUNTEN, LEERVRAGEN EN NIEUWE LEERSITUATIES:

☐ VOLDAAN
☐ NIET VOLDAAN

9.2.3 Verzorging van de rode wond – met drain)

		ONVOLDOENDE	VOLDOENDE	N.V.T.
1	**De student treft voorbereidingen voor het uitvoeren van het verzorgen van de rode wond – met drain:**			
–	informeert naar instructies en richtlijnen m.b.t. wijze van wond verzorgen			
–	gaat na of zorgvrager allergisch is voor bepaalde materialen			
–	kiest meest efficiënte moment voor wondverzorging			
–	richt steriel werkveld in.			
2	**De student verwijdert oud wondverband en inspecteert de wond:**			
–	verwijdert pleisters en gaas in richting van de wond en houdt met andere hand de huid vast			
–	weekt vastgeplakte pleisters of gazen eerst los alvorens verwijderen			
–	controleert oude verband op afscheiding			
–	controleert wond en omliggende huid op o.a. infectie, genezing, hematoomvorming.			
3	**De student maakt de wond – met drain schoon:**			
–	gebruikt niet-steriele handschoenen			
–	maakt wond van binnen naar buiten schoon			
–	gebruikt voor elke veeg nieuw steriel gaas.			
4	**De student verbindt de wond – met drain:**			
–	brengt huidbeschermend middel aan volgens voorschrift			
–	verbindt wond vanuit midden met steriele gazen			
–	zorgt dat gazen ongeveer 2,5 cm over wondranden reiken			
–	legt om drain twee steriele splitkompressen (inkepingen om en om)			
–	fixeert verband met voorgeschreven materiaal.			

CONCRETE FEEDBACKPUNTEN, LEERVRAGEN EN NIEUWE LEERSITUATIES:

☐ VOLDAAN

☐ NIET VOLDAAN

9.2.4 Verzorging van de gehechte wond

ONVOLDOENDE | VOLDOENDE | N.V.T.

1 **De student treft voorbereidingen voor het uitvoeren van het verzorgen van gehechte wond:**
- informeert naar instructies en richtlijnen m.b.t. wijze van wond verzorgen
- gaat na of zorgvrager allergisch is voor bepaalde materialen
- kiest meest efficiënte moment voor wondverzorging
- richt steriel werkveld in.

2 **De student verwijdert oud wondverband en inspecteert de omliggende huid:**
- verwijdert pleisters en gaas in richting wond en houdt met andere hand de huid vast
- weekt vastgeplakte pleisters of gazen eerst los alvorens verwijderen
- controleert oude verband op afscheiding
- controleert wond en omliggende huid op o.a. infectie, genezing, ingegroeide hechtingen.

3 **De student verwijdert de individueel geknoopte hechtingen:**
- trekt knoop van hechtingen met pincet iets omhoog
- snijdt/knipt draad vlak boven huid door
- trekt draad aan andere zijde met vloeiende beweging uit huid
- trekt geen knoopjes van hechtdraad door wond
- verwijdert hechtingen om en om
- verwijdert eerste en laatste hechting als laatste
- observeert of wondranden wijken en brengt evt. zwaluwstaartjes aan.

CONCRETE FEEDBACKPUNTEN, LEERVRAGEN EN NIEUWE LEERSITUATIES:

☐ VOLDAAN
☐ NIET VOLDAAN

9.2.5 Beoordeling – algemeen – bij een zorgvrager met postoperatieve pijn

		ONVOLDOENDE	VOLDOENDE	N.V.T.
1	**De student bereidt zich op het voeren van een anamnesegesprek met de zorgvrager voor:** – gaat reeds uitgevoerde pijnbestrijdingsmaatregelen na – bepaalt juiste gespreksmoment – creëert goede gespreksomgeving.			
2	**De student leidt het gesprek in:** – vertelt doel – vertelt tijdsduur – vertelt procedure – vertelt belang van pijnobservatie.			
3	**De student verkrijgt inzicht in pijnbeleving zorgvrager:** – vraagt eerste reactie zorgvrager – neemt ervaring van pijn door de zorgvrager als uitgangspunt – speelt in op verbale en non-verbale signalen zorgvrager – krijgt inzicht in pijnepisode (het verloop van pijn) – krijgt inzicht in pijngedrag – krijgt inzicht in reacties omgeving zorgvrager – krijgt inzicht in pijnactivatoren door ademen, ophoesten, bewegen – krijgt inzicht in pijnonderdrukkers – krijgt inzicht in spanning en wijze van ontspanning.			
4	**De student komt met de zorgvrager tot één of meerdere interventies:** – bespreekt mogelijke verpleegproblemen – bespreekt haalbare doelen – bespreekt mogelijke interventies – komt in overleg tot interventies – maakt hierover afspraken.			
5	**De student rondt het gesprek af:** – vraagt de zorgvrager of hij alles heeft kunnen vertellen – vraagt de zorgvrager of hij alles begrepen heeft – rondt gesprek af.			

CONCRETE FEEDBACKPUNTEN, LEERVRAGEN EN NIEUWE LEERSITUATIES:

VOLDAAN

NIET VOLDAAN

9.2.6 Ademhalingstechnieken voor pijnbestrijding

ONVOLDOENDE | VOLDOENDE | N.V.T.

1 **De student treft voorbereidingen voor ademhalingstechnieken voor pijnbestrijding:**
- creëert rustige oefenruimte
- kiest geschikt moment
- gaat in op onduidelijkheden
- vraagt de zorgvrager of hij eerst naar toilet wil
- helpt de zorgvrager in comfortabele houding.

2 **De student doet enkele voorbereidende oefeningen met de zorgvrager:**
- vraagt de zorgvrager een paar keer rustig in en uit te ademen
- stimuleert de zorgvrager door te gaan met rustig ademen
- ademt in rustig tempo met de zorgvrager mee.

3a **De student begeleidt de hartslagademhaling:**
- vraagt de zorgvrager zijn hartslag te tellen
- vraagt de zorgvrager na elke tweede hartslag in te ademen
- vraagt de zorgvrager na elke derde hartslag uit te ademen.

3b **De student begeleidt de 'hie-hoe-ademhaling':**
- vraagt de zorgvrager bij elke 'hie' in te ademen
- vraagt de zorgvrager bij elke 'hoe' uit te ademen
- doet zelf de ademhalingen mee.

4 **De student rondt de ademhalingsoefeningen af:**
- gaat zelf rustiger ademen
- let op of de zorgvrager goed blijft ademen
- geeft aan wanneer de zorgvrager kan stoppen
- bespreekt oefeningen na
- maakt vervolgafspraken.

CONCRETE FEEDBACKPUNTEN, LEERVRAGEN EN NIEUWE LEERSITUATIES:

VOLDAAN

NIET VOLDAAN

9.2.7 Progressieve ontspanning voor pijnbestrijding

		ONVOLDOENDE	VOLDOENDE	N.V.T.
1	**De student treft voorbereidingen voor progressieve ontspanning voor pijnbestrijding:** – creëert rustige oefenruimte – kiest geschikt moment – gaat in op onduidelijkheden – vraagt de zorgvrager of hij eerst naar toilet wil – helpt de zorgvrager in comfortabele houding.			
2	**De student laat de zorgvrager de ontspanningsoefeningen uitvoeren op een rustige wijze:** – gaat rustig bij de zorgvrager zitten – vraagt de zorgvrager spieren 5 sec aan te spannen en 15 sec te ontspannen – stimuleert de zorgvrager dit tweemaal te herhalen – stimuleert de zorgvrager te genieten van ontspanning – stimuleert de zorgvrager zich te concentreren op één lichaamsdeel tegelijk – instrueert de zorgvrager met rustige stem.			
3	**De student rondt de ontspanningsoefeningen af:** – let op of de zorgvrager goed blijft ademen – geeft aan wanneer de zorgvrager kan stoppen – bespreekt oefeningen na – maakt vervolgafspraken.			

CONCRETE FEEDBACKPUNTEN, LEERVRAGEN EN NIEUWE LEERSITUATIES:

VOLDAAN
NIET VOLDAAN

9.2.8 Pijnbestrijding door massage

		ONVOLDOENDE	VOLDOENDE	N.V.T.
1	**De student treft voorbereidingen voor pijnbestrijding door massage:** – creëert rustige werkruimte – kiest geschikt moment – gaat in op onduidelijkheden – vraagt de zorgvrager of hij eerst naar toilet wil – vraagt de zorgvrager op buik te gaan liggen.			
2	**De student masseert de zorgvrager:** – brengt massageolie op huid en eigen handen – begint massage bij schouders – gaat met lange bewegingen naar heupen – strijkt met duimen langs wervelkolom omhoog, vingers omhoog wijzend – voert druk geleidelijk iets op – sluit massage door druk te verminderen.			
3	**De student rondt de massage af:** – eindigt massage met zacht masseren – bespreekt massage na – maakt vervolgafspraken.			

CONCRETE FEEDBACKPUNTEN, LEERVRAGEN EN NIEUWE LEERSITUATIES:

10 Antwoorden op toetsvragen

Voorkennistoets paragraaf 3.2

1 waar; **2** niet waar; **3** waar; **4** niet waar; **5** niet waar; **6** waar; **7** waar; **8** niet waar; **9** waar; **10** waar; **11** waar; **12** niet waar; **13** niet waar; **14** niet waar; **15** waar.

Antwoorden zelfevaluatietoets paragraaf 7.1

1 waar; **2** waar; **3** waar; **4** waar; **5** waar; **6** waar; **7** niet waar; **8** waar; **9** niet waar; **10** niet waar; **11** niet waar; **12** niet waar; **13** waar; **14** niet waar; **15** waar; **16** niet waar; **17** niet waar; **18** waar; **19** waar; **20** waar; **21** niet waar; **22** niet waar; **23** waar; **24** waar; **25** niet waar.

11 Bronnen

Achterberg, Th. van, Eliens, A.M., Strijbol, N.C.M. (2002). *Effectief Verplegen 1. Leerboek ter onderbouwing van het verpleegkundig handelen.* Dwingeloo: Kavanah.

Arets, J.R.M. , Ortmans, L (2000). Verpleegkunde: deel 2c Instrumenteeltechnische vaardigheden. Lerdem: Spruyt, Van Mantgem & De Does.

Beelen, A. (2005). Pijn is een slecht begrepen syndroom; interview Prof. Dr. Rianne de Wit. *Verpleegkunde Nieuws*, nummer 17, p. 26-27.

Boekel, R. van, Giesberts, M. (2005). Pijnbehandeling kan effectiever en veiliger. *Verpleegkunde Nieuws*, nummer 3, p. 27-29.

Bruijn, A. de, Winter, F. (1998). *Werken aan pijn: Omgaan met chronische pijn.* Utrecht: Teleac/NOT.

Brink, G.T.W.J. van den, Lindsen, F., Uffink, Th.J.A. (2003). *Leerboek intensive-care verpleegkunde: deel 2.* Maarssen: Elsevier Gezondheidszorg.

Carpenito, L.J. (2002). *Zakboek verpleegkundige diagnosen.* Groningen: Wolters-Noordhoff.

CBO (1994). Verpleegkunde bij pijn. Utrecht: Centraal Begeleidingsorgaan voor de Intercollegiale Toetsing.

Doornenbal, M., Niehof, H. (2004). Meten en direct handelen; pijnscoring bij kinderen. *Nursing*, juli/augustus 2006, p. 58-60.

Francke, A.L., Vogelaar, P. (2003). *Pijn als verpleegprobleem.* Dwingeloo: Kavanah.

Lambooij, J., Giesberts, M.G. (2003). Organisatie van de postoperatieve pijnbehandeling. *TVZ*, nr. 1, Januari 2003, p. 56-59.

NANDA (2003). *Verpleegkundige diagnoses, Definities en classificatie 2003-2004.* North American Nursing Association. Houten/Diegem: Bohn Stafleu van Loghum.

Put, E. (2005). Het verzorgen en verwijderen van een redondrain: het positieve van een negatieve kracht. *Nursing*, juli/augustus 2005, p. 44-47.

Put, E. (2006). Het verwijderen van bijzondere hechtingen: zoek de knoop. *Nursing*, januari 2006, , p. 42-45.

Strijbos, A., H.Nas (2006). Zorg *voor de chirurgische cliënt. Werkcahier niveau 5.* TransferPunt VaardigheidsOnderwijs. Houten: Bohn Stafleu van Loghum.

UMCN St. Radboud, pijnbehandelcentrum (2001). *Protocol postoperatieve pijnbehandeling.* Nijmegen, UMCN St. Radboud. (zie website www.umcn.nl).

Vereniging Van Kinderverpleegkundigen (1997). *Verpleegkundig protocol Pijn bij kinderen, het voorkomen, verminderen en opheffen van de pijn.* Vereniging Van Kinderverpleegkundigen, www.vvkv.nl.

Vereniging Van Kinderverpleegkundigen (1998). Verpleegkundig protocol Angst op de kinderleeftijd, het voorkomen, verminderen en opheffen van angst. Vereniging Van Kinderverpleegkundigen, www.vvkv.nl.

WCS (2005). *WCS Wondenboek.* WCS. (zie www.wcs.nl).

Werkgroep Infectie Preventie (2004). Verzorging van de luchtwegen; verpleeghuis- woon- en thuiszorg. Leids Universitair Medisch Centrum (zie www.wip.nl).

Werkgroep Infectie Preventie (1997-2005). Diverse WIP-richtijnen over Postoperatieve wondinfecties. Leiden: Leids Universitair Medisch Centrum (zie www.wip.nl).

Werkgroep Wit-Gele Kruis (2004). *Handboek Wondzorg.* Maarssen: Elsevier Gezondheidszorg.

Wit, R. de (2001). *De verpleegkundige en pijnbestrijding.* Houten: Bohn Stafleu van Loghum.

Websites

www.biomaatschappij.nl
www.palliatiefconsult.nl (klik op richtlijnen en vervolgens pijnregistratie en evaluatie)
www.pijn.com (Pijnkenniscentrum van het Academisch Ziekenhuis Maastricht)
pijn.startpagina.nl
www.pijnplatform.nl
www.umcn.nl (zoek via pijn of pijnbehandeling)
www.umcutrecht.nl (zoek via tracheacanule)
www.wip.nl (diverse richtlijnen over postoperatieve wondinfecties)

SkillsProf cd-rom

Verpleegkundig handelen bij cliënten met pijn

Toelichting programma

In het cd-romprogramma zijn filmpjes/scènes over cliëntsituaties opgenomen.

- Laad het programma door Skills.exe (het handje) aan te klikken.
- Het beginscherm geeft je de mogelijkheid een wachtwoord in te voeren. Dit is niet nodig als je op je eigen computer werkt.
- Start het programma door op 'programma' te klikken.
- Als je voor de eerste keer een SkillsProfprogramma draait is het zinvol de introductie op het programma te beluisteren. In deze introductie wordt het doel en verloop van het programma toegelicht.

  Tevens introduceren in dit gedeelte de deskundigen zich.
- Klik op de helptoets (het vraagteken) om je snel te oriënteren.
- Start een filmpje door op 'scène' te klikken en stel je voor dat je deel uitmaakt van de situatie die zich afspeelt.
- Van elke cliënt is achtergrondinformatie opgenomen; deze informatie kun je ook bekijken vóórdat je het filmpje gaat draaien.
- Stop het filmpje zodra je in de situatie wilt interveniëren.
- Typ vervolgens je antwoorden op de volgende vragen in:

a Waarom grijp je nu in?
b Op basis van welke gegevens/informatie?
c Wat zou je doen?
d Welk effect beoog je?

- Reflecteer op je reactie:

a Beluister het commentaar van de deskundigen.
b Spoel het filmpje terug en/of door en luister naar het commentaar van de deskundigen op de andere fragmenten.
c Lees de informatie in de rubriek 'Informatie'1.
d Vorm je een mening over je eerste reactie.

- Speel het filmpje verder af of spoel het filmpje terug, nadat je je eerste reactie hebt heroverwogen.
- Start het afspelen weer en stop het afspelen zodra je opnieuw in de situatie wilt ingrijpen; je reflectieve reactie.
- Typ je reflectieve reactie in: wat zou je nu, waarom willen doen; licht veranderingen in je keuze toe.
- Als je je reflectieve reactie geeft, kom je in het scherm van je eerste reactie. Je kunt in dit scherm je reflectieve reactie geven (je eerste reactie vervangen), omdat je eerste reactie al opgeslagen is en dus bewaard is.
- Print je reacties uit.
- Noteer vragen en leerpunten voor de bespreking.

Toelichting programma-inhouden

In Basiszorg zijn de situaties beschreven vanuit verschillende invalshoeken, te weten: 1) de leeftijdscategorieën: kind, jong volwassene, volwassene en oudere; 2) de setting: VGZ, GGZ, AGZ en verpleeghuis. In de situaties komen de volgende vaardigheden, aan te passen aan de cliëntsituatie (rekening houdend met de contextvariabelen), aan de orde:
het geven van voeding, het verzorgen van de maaltijd, persoonlijke hygiëne, temperaturen, wondverzorging, uit-bed-plaatsing, tensiemeten, het plaatsen van een Zweedse band.

De buttons
Buttons in het scherm waarop je een overzicht van de scènes ziet:

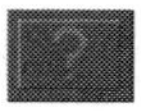
Help button: deze geeft aan waar de verschillende buttons voor gebruikt kunnen worden.

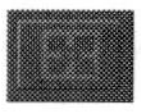
Introductie van het programma: doel en verloop van het programma en voorstellen van deskundigen.

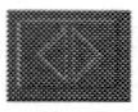
Door hierop te klikken ga je 'verder' in het programma.

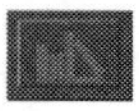
De rubriek 'Informatie': literatuur, cliënteninformatie, vaardigheden (algemene vaardigheden/verkorte observatielijsten) en verpleegkundige diagnosen.

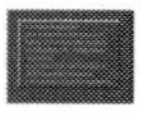
Overzicht van de ingevulde beargumenteerde reacties
op de verschillende scènes.

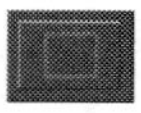
De stopknop.In de tekstbalken links onderin je scherm zijn aanwijzingen opgenomen over de wijze waarop je het programma kunt vervolgen.

Buttons onder het filmpje als je in de situatie hebt geïntervenieerd.

De groene driehoekjes geven de verschillende fragmenten aan waarop deskundigen commentaar geven.

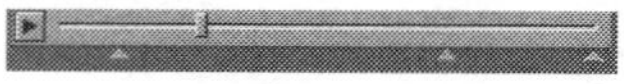
Schuifknop op de balk, waarmee je de film een stukje verder of terug kunt zetten om het commentaar van deskundigen op een ander fragment van de film te horen.
Verder afspelen.

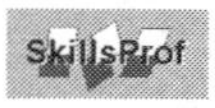

N.B.: *Klik op SkillsProf als je na het opstarten van het programma sneller naar het beginscherm wilt.*
Met Ctrl Q kun je op elk gewenst moment uit het programma.

Made in the USA
Monee, IL
10 November 2026

68383433R00083